Spatial Epidemiology of Keshan Disease
克山病空间流行病学

主　编　王　铜

副主编　侯　杰　　李　奇

黑龙江科学技术出版社

图书在版编目（CIP）数据

克山病空间流行病学 / 王铜主编. -- 哈尔滨 ： 黑龙江科学技术出版社，2023.3
ISBN 978-7-5719-0826-3

Ⅰ．①克… Ⅱ．①王… Ⅲ．①克山病－流行病学
Ⅳ．①R542.3

中国版本图书馆 CIP 数据核字(2020)第 262736 号

克山病空间流行病学

KESHANBING KONGJIAN LIUXINGBINGXUE

主 编 王 铜 副主编 侯 杰 李 奇

出 品 人	侯 擘 薛方闻
项目总监	朱佳新
策划编辑	项力福 回 博
责任编辑	回 博 刘 杨
封面设计	孔 璐
出 版	黑龙江科学技术出版社
	地址：哈尔滨市南岗区公安街 70-2 号 邮编：150007
	电话：（0451）53642106 传真：（0451）53642143
	网址：www.lkcbs.cn
发 行	全国新华书店
印 刷	哈尔滨市石桥印务有限公司
开 本	787 mm×1092 mm 1/16
印 张	10.25
字 数	200 千字
版 次	2023 年 3 月第 1 版
印 次	2023 年 3 月第 1 次印刷
书 号	ISBN 978-7-5719-0826-3
定 价	99.00 元

《克山病空间流行病学》
编委会

主　编　王　铜
副主编　侯　杰　　李　奇
编　者　郭中影　　韩晓敏　　王亚楠　　张　晓　　韩　珊
　　　　刘　旭　　邹沅杰　　苏升琦　　张艺艺　　周慧慧
　　　　梁　虹　　李旻金　　贾月辉

前　言

克山病的地方性突出，非常适用于以空间流行病学方法描述其空间特征，探索其空间聚集性及其影响因素。改革开放四十余年来，国家经济高速发展，居民生活水平不断提高，克山病因而得到有效控制。十余年来，克山病监测和消除评估项目的投入显著增加，产生了一定数量和范围的全国克山病监测数据。十余年来，本团队依托全国克山病防控项目和国家自然科学基金项目，将空间流行病学方法应用到克山病防控实践中，先后开展了省级水平和县级水平克山病的空间流行病学转化研究，这些研究不仅阐明了克山病病情和防控效果等的空间特征和空间聚集性，为克山病防控策略的制定提供了精准和可视化的科学依据，而且将克山病防控工作上升到空间流行病学科学研究的层面。

我们出版此书旨在介绍和分享克山病空间流行病学研究方面的进展。全书共 14 章，分别介绍了克山病、流行病学、空间流行病学和克山病空间流行病学的相关知识，对克山病病情、病因及影响因素、防控措施和防控效果进行了全面和动态的描述，并介绍了以常用空间分析方法进行的克山病流行病学研究情况。

在此，我们衷心感谢国家科学技术出版基金委员会资助出版本书；非常感谢黑龙江科学技术出版社协助我们申报国家科学技术出版基金，并出版此书；特别感谢国家自然科学基金委员会多年的支持，使得我们能够将克山病防控的一些工作上升到空间流行病学科学研究的层面；感谢全国同行对克山病防控研究的关心、支持和帮助；感谢本团队成员为使本书顺利成稿而付出的艰辛努力。

本书的不足和错误在所难免，敬请读者批评指正。

王　铜

2020 年 9 月 12 日于哈尔滨

目录

第一章 克山病

第一节 概述

克山病（Keshan disease，KD）是一种地方性心肌病（endemic cardiomyopathy），因1935年克山县的病例首先被报道而命名。克山病的病因主要有硒缺乏（低硒）病因学说、病毒感染假说和真菌毒素中毒假说。临床上根据心功能状态和发病经过，将克山病分为急型、亚急型、慢型和潜在型。克山病的病理学表现为心肌实质的变性、坏死和纤维化，心脏呈肌原性扩张，心脏扩大增重。克山病要根据临床类型进行治疗。急型克山病的有效疗法为静脉推注大剂量维生素C及适当补液，慢型和亚急型克山病基本按照慢性心力衰竭治疗。自从1978年以来，急型克山病的发病率已大幅度下降，监测点多年无急型克山病发生。为掌握克山病病情动态变化，指导制定防治策略，1990年起开始进行克山病病情监测工作。2000—2007年全国15个克山病病区省（区、市）24个克山病监测点居民的慢型、潜在型克山病总检出率3.9%，其中慢型检出率0.7%，潜在型检出率3.2%。2006年四川省报告发生6例亚急型克山病。2008年全国克山病患病率为2.21%，其中慢型患病率0.50%，潜在型患病率1.71%。

第二节 流行特征

克山病流行病学上有明显的地区性、时间性和人群性。克山病发生在我国由东北到西南的一条低硒地带，包括黑、吉、辽、蒙、晋、冀、鲁、豫、陕、甘、川、渝、云、黔、鄂、藏16个省（区、市）的327个病区县，2 953个病区乡。省级人口13 082.62万，病区乡级人口约为5 856.55万。

在高发的1950—1970年，克山病在时间分布上有明显的多发年和多发季节。多发年常受自然因素和社会经济因素影响。北方的急型多发生在冬季，而南方的亚急型多发生在夏秋季。1964 年，黑龙江省富裕县重病区繁荣公社的发病率高达 2.2‰。陕西省甘泉县 20 世纪 60~70 年代初的年均发病率达 3.8‰，四川省大竹县 1966 年发病率为 3.9‰，重病村发病率高达 5.4‰。自 1978 年以来，病情呈逐年下降趋势，至 20 世纪 90 年代，在多数北方病区监测点已很少有急型、亚急型病例发生。全国监测点每年仅有的数十例急型、亚急型病例，绝大部分发生在四川和云南病区。虽然全年各月份均可发病，但急型和亚急型的发病却有明显的季节多发现象。北方病区的急型克山病多发生在严寒的冬季，从 11 月至翌年 2 月，集中在 12—1 月。西南病区多为小儿亚急型克山病，集中在 6—9 月。介于东北和西南病区之间的陕、晋、鲁等省病区的多发季节高峰为 2—4 月。

克山病均发生在病区自产自给的农业人口中，同一地区的非农业人口极少发病。育龄期妇女和断乳后至学龄前儿童多发。我国北方病区的急型克山病过去以生育期妇女为多见，黑龙江省高发年代发病男女之比为 1：2.32，21~50 岁男女之比为 1：7.32，21~40 岁男女之比为 1：8.88。南方病区的亚急型克山病几乎全部发生在儿童，其中又以 2~7 岁儿童多发。据四川省 4 个主要发病县 3 528 例病人年龄分布，2~7 岁占 85.5%，1 岁以下和 10 岁以上仅占 21%。值得注意的是，普遍存在倒数第二个孩子容易发病的现象。克山病有家庭聚集性，病人集中或几年之内间断地在同一家庭发病，而这些家庭又常是当地生活困难的农业户或新迁入病区的困难农业户。

第三节　病因

自 1935 年以来，克山病的病因观点有多种，主要为硒缺乏（低硒）学说、肠道病毒感染假说和真菌毒素中毒假说。

一、硒缺乏（低硒）学说

1962 年，谢景奎等提出了克山病的"水土病因"假说，认为由于病区水和土壤中化学元素缺乏，致使病区产的粮食中某种化学元素缺乏，从而引起心肌病。1965 年，徐光禄等以随机对照试验方法观察用亚硒酸钠预防急型克山病的作用，结果显示了良好的效果。之后，陕西和黑龙江病区居民开始口服亚硒酸钠预防克山病的试验，20 世纪 70 年代又扩大到四川的冕宁和西昌等地，结果补硒人群急型和亚急型克山病的发病率显著低于对照人群，肯定了补硒预防急型和亚急型克山病的效果。20世纪70年代，谭见安等地学工作者从地质、水土环境及病区居民内环境的头发、指甲和血液等多方面确定了我国存在与克山病分布一致的低硒地带。以后许多重复的观察性流行病学研究结果表明，病区土壤、粮食和居民血液中硒含量低，以及血液中含硒酶活性降低，与非病区比较其差异具有非常显著的统计学意义，且与克山病的发病有统计学意义的负相关。随着全国重病区逐步推广补硒干预取得良好效果，克山病的硒缺乏（低硒）学说得到国内外的认同，于1978年获得全国科学大会成果奖，1984年获得国际生物无机化学家协会的克劳斯–施瓦兹（Klauz Schwarz）奖。这些成果不仅奠定了克山病低硒病因学说的基础，而且发展成为实际上指导克山病预防的理论，可以说是源于实践，反过来又指导实践的一个案例。

二、肠道病毒感染假说

1960年，有学者提出病毒感染可能是克山病的病因。20世纪80年代，肠道病毒感染假说有了主要进展，依据为从急型和亚急型克山病病人血液、尸检心肌及其他脏器材料中先后分离出50余株病毒，主要为柯萨奇病毒（Coxsackie virus，CV）。之后，以原位核酸杂交、聚合酶链反应和单克隆抗体技术等从急型、亚急型和慢型克山病尸检心肌标本中检出肠道病毒RNA片段。用原位末端标记法能够在克山病尸检心肌组织中观察到大量凋亡细胞，且细胞凋亡多出现在肠道病毒RNA检出阳性的部位。用急型和亚急型克山病病人双份血清检测柯萨奇病毒中和抗体，发现病人血清中某些CVB（柯萨奇B组病毒）中和抗体效价明显高于对照。

三、真菌毒素中毒假说

20世纪60年代初，有学者提出"克山病病因的真菌毒素中毒"假说，认为克山病的主要病因很可能是病区粮食被真菌及其产生的毒素污染，病人因食用了被污染的粮食而发病。也有学者对串珠镰刀菌素进行了病区与非病区的对比调查、慢性中毒动物实验、硒与维生素E对其影响等一系列实验研究，结论不支持串珠镰刀菌素为克山病病因。

2015年的一项研究在主要数据库中检索到与克山病病因相关的非动物实验性研究文献339篇，其中与低硒相关的223篇，与柯萨奇病毒感染相关的68篇，与真菌毒素相关的15篇，其他研究33篇。这些研究结果提示，低硒病因学说在因果论证方面的证据最多，证据的质量最高。克山病未被证明是传染性疾病。从病因学考虑，属于复杂病因疾病。现代流行病学的病因模型不再强调必要病因和条件病因，也不再强调始动因子，强调的是充分病因，即足以造成给定结局的一组因素。其中，有已知的，也有未知的。显然，硒缺乏是克山病充分病因中的已知因素之一，不是唯一因素。克山病病因中还有未知因素。柯萨奇病毒感染和某种真菌毒素中毒也许同样是克山病充分病因中的未知因素，其原因是相关研究数量不多，缺少有说服力的高质量阳性结果。肠道病毒不仅存在于克山病病区，也存在于非病区，还存在于从未发生克山病的城镇。临床方面，病毒性心肌炎的预后多比较好，致命的少。病理学方面，心肌炎的病理改变是以细胞浸润为主，变性和坏死为辅。非病区和城镇居民同样偶尔食用被真菌及其毒素严重污染的粮食或食物，临床上却未见有克山病样真菌毒素中毒性心肌炎或心肌病的报道。这些是不支持病毒病因学说和真菌毒素中毒学说的根据。

第四节　病理

克山病病变主要累及心肌，表现为严重的心肌变性、坏死及其后的修复和重构，心脏增大增重，心腔扩大，室壁趋向变薄。骨骼肌可受累，但病变程度轻。其他器官也可有不同程度病变，多继发于急慢性心功能不全。

一、心脏病理改变

（一）大体所见

1. 心脏增大增重

除极少数病程较短的急型或无心功能障碍表现的潜在型克山病外，心脏均有不同程度增大，呈球形或扁桃形。以慢型克山病为重，大者可达正常心脏的 2～3 倍甚至以上，其中儿童慢型增大更为显著，严重者可引起心前区隆起，胸廓变形。克山病心脏增重程度通常不及增大显著，坏死严重的急型克山病心重一般在 250～350 克，长期慢型克山病心重可超过 500 克，儿童慢型克山病心重可达同龄儿童的 2～3 倍。

2. 心室壁

心室壁不增厚，甚至变薄，切面可见正常红褐色心肌内散在的变性、坏死和瘢痕灶。病灶分三类：①坏死为主，病灶呈境界不清的灶状或片状，切面呈灰黄色，缺乏光泽，不凹陷，质地较软、松弛。②坏死吸收至早期恢复期病变，呈斑点状或短索状，切面呈暗灰色、稍凹陷，有微透明感。③陈旧瘢痕，呈境界清楚的星状或树枝状，切面呈灰白色半透明、凹陷，质较硬实。通常左室及室间隔较右室为重，心肌内层、乳头肌和中层较外层为重，常表现为新旧病灶交织。

3. 心内膜

可见白色斑块状增厚，易见附壁血栓，好发于左室肉柱间及左右心耳内。病变常呈周壁性分布，有时表现为类似梗死样坏死。

4. 心外膜

部分病例心外膜有少量纤维素渗出及肉芽组织增生，出现局限性或弥漫性的心包粘连。

（二）镜下所见

1. 心肌变性

（1）颗粒变性：心肌纤维肿胀，横纹模糊不清，原纤维断续，其间出现多数微细颗粒，严重时肌纤维内出现排列较整齐的肌原纤维收缩带，肌原纤维断裂，呈粗糙颗粒状结构。

（2）水疱变性：肌纤维略肿胀，胞浆淡染，可见许多细小、境界模糊的小空泡，肌原纤维隐约可辨。原纤维稀疏，空泡互相融合，胞核肿大，核仁明显，染色质周边化，呈空泡状。

（3）脂肪变性：脂滴大小不等，直径为 0.5～4.0 μm，病变轻时脂滴细小、排列整齐，严重时脂滴粗大、原纤维及横纹不清，多呈灶状分布，且与局部心肌损伤程度相一致。严重脂肪变性多见于急型病例。

2. 心肌坏死

心肌坏死分为凝固性肌溶解和液化性肌溶解，共同点是心肌纤维坏死，间质保存。多呈灶状分布，形态可为点状、粟粒状，融合成斑片状或梗死样坏死，病灶之间相隔有正常心肌组织。以多发性粟状坏死灶为基本形式，病灶大小相仿，数目众多，分布于心肌全层，是区别于其他心肌坏死灶的突出所见。较大的坏死灶常有离心性扩延倾向，病灶周边部分有较多炎细胞和残存的心肌质块，稍内侧为不同程度的心肌水疱性病变、肌溶解，坏死后空架，病灶中央为纤维结缔组织。

坏死灶大多沿冠状动脉走行方向分布，心肌损害成批发生，可以新旧并存。在同一部位常见陈旧病变在中心、新鲜坏死在周边，北方地区成人克山病的这种新旧并存的现象相当多见，南方小儿亚急型病变多为一致性。

3. 炎性反应

与心肌坏死相伴随。在早期变性坏死阶段，炎性反应不明显。坏死严重时，局部可查出一定数量的淋巴细胞。急剧坏死时，坏死肌纤维周围可见较多中性粒细胞、淋巴细胞、单核细胞一过性浸润。此时，间质和血管周围炎也较明显，远离坏死区的心肌只有少量炎细胞浸润。克山病以心肌变性、坏死、修复过程为主，炎症属于吞噬吸收反应。

克山病心外膜及内膜的炎症反应轻微，较局限，主要是小灶状淋巴及单核细胞浸润。仅在靠近心外膜及内膜处有心肌坏死时，局部炎症反应较明显。贴近正在机化的附壁血栓处的心内膜通常炎细胞亦较多。

4. 修复及再生

心肌坏死灶的修复主要为局部网状纤维增生形成的大小不等的瘢痕，通常不形成广泛的间质纤维化。在灶状瘢痕之间，常保留较为正常的心肌，有时可见十分纤细的胶原纤维束交织成细小的网眼，网罗着每个肌纤维。

晚期坏死灶及早期结疤附近常有再生心肌细胞。瘢痕灶周围常伴有不同程度的心肌细胞肥大，多见于晚期瘢痕为主的病例。

5. 传导系统改变

克山病病变常累及室中隔，特别是心内膜下心肌，传导系统亦可受累。病变传导系统的实质细胞以变性、坏死及纤维化为主。两侧束支最重，其中右束支常被中断，希氏束、房室结病变轻微，窦房结一般无改变。

二、其他组织脏器病理改变

（一）横纹肌

部分病例横纹肌可发生和心肌相类似的病变，但程度极轻，肉眼无明显改变。镜下可见单个或小肌群肌纤维的变性、坏死，继而炎细胞浸润、吞噬和吸收，肌膜细胞增生和肌纤维的再生及修复过程。常累及膈肌、肋间肌、腓肠肌，甚至舌肌。

（二）肺

一般有不同程度的急性或慢性肺淤血。部分病例兼有水肿、漏出性出血，少数病例有新鲜或陈旧梗死。南方小儿克山病常合并间质性肺炎，尸检检出率可达50%～90%不等。

（三）肝

近半数慢型病例有不同程度肝淤血性纤维化，其中少数病例发展为淤血性肝硬化。急型持续性心源性休克、低血压常引起小叶中心性梗死样坏死，其病变程度与休克严重程度和时间呈正相关。

其他脏器病理改变主要是继发于心脏功能衰竭及附壁血栓导致栓塞而形成。

第五节　临床表现及诊断

根据起病急缓和心功能状态可将克山病分为急型、亚急型、慢型、潜在型四种。急型病情变化迅速，主要临床表现为急性肺水肿、心源性休克；亚急型病情变化较急型稍缓，主要表现为急性失代偿性心功能不全；慢型是目前主要发病类型，临床表现以Ⅱ-Ⅳ级慢性心功能不全为主；潜在型心功能处于代偿期，无典型心功能不全的临床表现。

一、临床表现

（一）急型克山病

本型发病前患者多表现为全身不适、疲倦无力、四肢酸软、头晕、心难受等。儿童常表现精神不振、烦躁哭闹、阵发性腹痛、烦渴喜饮等。发病时主要为急性肺水肿和心源性休克的临床表现，咳嗽、气喘、恶心、呕吐，呕吐呈喷射状，频繁剧烈。部分患者突发呼吸困难，咯粉红色泡沫痰，烦躁不安、有恐惧感。部分患者突然发生晕厥、抽搐、发绀、四肢厥冷等。

可见急性肺水肿和心源性休克的体征。面色灰暗，口唇发绀，皮肤湿冷，体温下降。脉搏细弱不整，甚至不能触知。呼吸浅表快速，血压显著降低或难以测出，脉压减小。心尖搏动极弱或触不到。心界向左轻度扩大。心率增快，最快每分钟可达 200 次，可闻及舒张期奔马律。在心动过缓和房室传导阻滞时，心率减慢，一般为每分钟 50 次以下，最慢者每分钟仅十数次，甚至几次。心律不齐，且有易变、多变、突变特点。心音减弱，心前区第一心音减弱最明显，弱而低沉甚至消失。部分患者在心尖部或心前区可听到Ⅲ级以下的吹风样收缩期杂音，杂音粗糙、短促，传导不明显。多数人在肺部可听到干、湿啰音，肺水肿的患者双肺满布水泡音，也可闻及哮鸣音。

（二）亚急型克山病

本型早期有咳嗽、气促、精神不振、嗜睡或哭闹、食欲减退、烦渴喜饮、阵发性腹痛、恶心、呕吐等。部分患儿以消化道感染起病，腹痛、腹胀、腹泻较明显，继之出现咳嗽、气喘等。年龄较大的患儿常诉头晕、头痛、乏力、心悸等。大约 1 周后出现全心衰竭症状，表现为咳嗽、心悸、呼吸困难加重，眼睑、面部或/和双下肢出现水肿。少数患者以脑栓塞就诊或在病情进展期发生脑栓塞。

患儿早期表现为表情淡漠、精神萎靡、面色苍白或苍黄、略带灰暗，眼睑水肿，呼吸急促等。病情进一步恶化发展为全心衰竭时，患儿呈急重病容，面色灰暗，极度烦躁不安，坐卧不宁，严重呼吸困难，发绀，颜面水肿，四肢厥冷，体温下降，脉搏频弱，呼吸多在每分钟 50 次以上，血压降低，脉压减小甚至近于零。心界中度或显著向两侧扩大。心音减弱，尤其是第一心音低沉无力。心率增快，每分钟 100～160 次，呈钟摆律或舒张期奔马律。心律失常较少见，两肺可闻及湿啰音。肝脏呈中度肿大，较柔软，有压痛；颈静脉怒张、肝颈静脉回流征阳性，下肢或/和全身轻度水肿。

（三）慢型克山病

本型起病隐匿，多数患者不能描述确切的发病时间，称自然慢型。在克山病高发年代，大部分慢型患者是由其他各型演变而来。患者常有头晕、乏力、食欲减退、心前区不适，有时伴有恶心、呕吐等。随着病情进展可出现劳累后心悸、咳嗽、气短、呼吸困难、尿量减少，常有面部、下肢水肿，甚至部分患者出现夜间阵发性呼吸困难，不能平卧，痰中带血，全身水肿。

患者呈慢性病容，两颊暗红，口唇发绀，血压稍降低，脉搏细弱或不整。轻症者下肢水肿，重症则全身重度水肿，甚至可有胸水、腹腔积液和心包积液。心尖搏动弥散，心界中度至重度向两侧扩大。第一心音可减弱，心尖部及心前区可听到吹风样收缩期杂音，可闻及舒张期奔马律。心律不齐，以早搏、房颤多见。肝脏中重度肿大，有压痛。颈静脉怒张，肝颈静脉回流征阳性。少数患者脾脏肿大。

（四）潜在型克山病

本型因心肌病变较轻，范围较小，心脏的代偿功能尚好，一般不出现明显的自觉症状，多能参加正常体力劳动，患者常在普查或体检时发现心脏增大或心电图异常。部分患者由其他各型病人经治疗后转化为潜在型。少数患者在劳累后出现头晕、心悸、恶心等不适症状，休息后即可消失。查体可见心尖搏动减弱，心浊音界向左下轻度扩大。部分病人心前区第一音减弱，闻及 Ⅲ 级以下的吹风样收缩期杂音。心律不齐者以早搏较多见。

二、辅助检查

（一）心电图

一般描记 12 个导联，必要时加做右侧胸前导联（VR）。可见多种异常改变，主要表现为心肌损伤、心律失常和房室肥大的心电图特征。动态心电图可记录 24 小时心电图变化，对心律失常监测有重要价值，可发现猝死的原因。

1. 心肌损伤

最常见的是 ST-T 改变，S-T 段抬高呈单项曲线，类似心肌梗死样改变，或 S-T 段压低，T 波低平、倒置或双向。Q-T 间期延长，QRS 波群低电压，有的呈 QS 波形或 QR 波形。

2. 心律失常

激动起源异常和激动传导异常均可见。在起源异常方面最常见的是室早，可表现为多种形式，频发多源、成对、短阵室速，其次为房早，房颤、交界性早搏、逸搏、非阵发性心动过速等较少见。在传导异常方面最常见的是右束支传导阻滞和房室传导阻滞。

3. 房室肥大

左室肥大最多见，其次为左心房肥大和双室肥大。

（二）X 线

X 线检查对克山病的诊断和临床转归判断具有重要价值，主要表现为心脏增大、心搏动减弱、肺淤血或肺水肿。

1. 心脏增大

心脏呈肌源性扩张，心脏外缘分别向两侧扩大，心脏横径下移，心膈角增宽，形态以普大型多见，呈烧瓶状或球形，部分显示为二尖瓣型、主动脉瓣型。各房室腔有不同程度的增大，肺动脉段平直或突出，上腔静脉增宽。心脏多以左室增大多见，心尖向左下移位，其次为左房增大，右房增大则少见。心脏轻度增大时常以左室为主，显著增大者各房室都增大。

2. 心脏搏动

X 线胸部透视可见心搏动减弱和不规则，少数局部搏动消失和反常搏动。

3. 肺部表现

急型、亚急型多为肺充血、肺水肿，肺野模糊，间质和肺泡水肿。慢型病例多为肺淤血，肺纹理增多、增粗、延长、模糊。

（三）心脏超声

心脏超声检查对克山病的诊断，尤其是与肥厚型心肌病、限制性心肌病、风湿性心脏瓣膜病等疾病的鉴别很有帮助。克山病的主要心脏超声改变是房室腔径增大，运动幅度减弱，射血分值降低。房室腔径增大程度依次为慢型＞亚急型＞急型＞潜在型。克山病的主要心脏超声表现：

（1）心脏各房室腔普遍扩大，以左房、左室为著；肺动脉或肺静脉增宽。

（2）室壁运动多呈弥漫性减低，也可出现节段性室壁运动减低。

（3）心脏明显增大者，室间隔及左室后壁变薄；心脏轻度增大者，室间隔及左室后壁厚度基本正常或轻度增加；儿童和少数成人可出现非对称性室间隔肥厚。

（4）各瓣膜开放幅度减低；各瓣口血流速度减低；各瓣口均可探及反流信号，以二尖瓣、三尖瓣反流为主。

（5）收缩功能各项参考指标明显减低，其中射血分数可降低到45%以下。

（6）舒张功能减低，二尖瓣口血流频谱早期表现A峰增高、E峰减低，E/A<1；随着病情进展，可出现E峰正常或稍升高，A峰减低，E/A>1；晚期可出现"限制性"充盈形式，E/A>1.5，E峰多呈高耸的尖峰波，A峰极低或消失；组织多普勒二尖瓣环运动速度均减低，Am>Em。

（7）可见心腔内血栓，多见于心尖部，随心室壁而动。

（8）主动脉射血频谱参数，收缩功能指标降低，舒张功能指标增高。

（四）心肌损伤标志物

（1）血清心肌肌钙蛋白I或T升高。

（2）血清心肌酶肌酸激酶同工酶（CK-MB）含量增高。

三、诊断

克山病的诊断原则是：在克山病病区连续生活六个月以上，具有克山病发病的时间、人群特点；具有心肌病或心功能不全的临床表现，或心肌组织具有克山病的病理解剖改变，能排除其他心脏疾病，尤其是心肌疾病者，即可诊断为克山病。

克山病的具体诊断标准需依据现行的中华人民共和国卫生行业标准《克山病诊断》（WS/T 210—2011）。

四、鉴别诊断

克山病有其特殊的流行病学特点，但也要与多种疾病相鉴别。急型克山病需同急性病毒性心肌炎、急性心肌梗死、急性胃炎等鉴别；亚急型克山病需同急性病毒性心肌炎、支气管肺炎、急性或慢性肾小球肾炎或肾病、心包炎等相鉴别；慢型克山病需同扩张型心肌病、缺血性心肌病、围产期心肌病、心包炎、风湿性心脏瓣膜病相鉴别；潜在型克山病需同局灶性心肌炎、非梗阻性肥厚型心肌病及心脏神经官能症等相鉴别。

第六节　治疗

克山病类型不同，临床表现也不同，各型治疗原则自然也不同，但总体应以改善心肌代谢、控制心力衰竭、纠正心律失常、恢复心脏功能的治疗为主。

一、急型克山病的治疗

急型克山病主要表现为急性肺水肿、心源性休克，应严格执行早发现、早诊断、早治疗原则，做好就地抢救。

（一）急性肺水肿的处理

患者取半卧位或坐位，双腿下垂，高流量吸氧以纠正缺氧；可选用吗啡、利尿剂、洋地黄、血管紧张剂及茶碱类药物迅速减轻心脏负荷，改善心脏泵血功能，提高心排血量。

（二）心源性休克的处理

治疗原则为纠正缺氧；改善心脏泵血功能，提高心排血量；减轻心脏负荷。

1. 吸氧

纠正缺氧。

2. 大剂量维生素 C 疗法

纠正心肌缺血、缺氧，恢复心脏功能，提高心排血量。

10.0%～12.5%维生素 C 注射液 5～10 g，加 25%～50%葡萄糖 20 ml 静脉注射。2～4 h 后视病情变化可重复应用相同剂量 1～2 次，首日用量可达 30 g 以上。休克缓解后每日静注 5 g，3～5 d 后停药。小儿用量：每次 3～5 g 静脉注射，2～3 h 可重复应用，首日用量可达 15～20 g。休克再发生时可重复应用。

3. 亚冬眠疗法

降低基础代谢率，促使心功能恢复，主要用于烦躁不安的患者。

氯丙嗪、异丙嗪各 25 mg 联合哌替啶 50 mg 静注或肌注（小儿各为 0.5～1.0 mg/kg，2 岁以下小儿不宜使用哌替啶）；或地西泮 20 mg/次静注（小儿每次 0.10～0.25 mg/kg）。按需要可重复使用。

4. 其他

以上方法治疗后仍不缓解的患者需要补充血容量，并应用多巴胺、多巴酚丁胺、间羟胺等血管活性药物。

二、亚急型克山病的治疗

亚急型主要表现为急性失代偿性心功能不全，其治疗参照急性肺水肿的处理。

三、慢型克山病的治疗

慢型的表现以Ⅱ~Ⅳ级慢性心功能不全为主，其治疗原则是去除心衰诱因，控制体力活动，及时合理的药物治疗及手术干预。

（一）药物治疗

1. 利尿剂

可以消除体液潴留，缓解心力衰竭症状，凡有体液潴留证据或原先有过体液潴留者一般皆应使用，水肿消除后可小剂量间断使用。常用药物包括氢氯噻嗪、呋塞米、螺内酯、氨苯蝶啶等，但不作为单一治疗，一般应和 ACEI、β 受体阻滞剂、洋地黄制剂联合应用。

2. 血管紧张素转化酶抑制剂（ACEI）或血管紧张素Ⅱ受体拮抗剂（ARB）

可作为慢性心功能不全患者治疗的常规药物，可与利尿剂、洋地黄类以及 β 受体阻滞剂等联合应用发挥协同作用。从小剂量开始，达目标剂量后长期应用。常用 ACEI 包括卡托普利、依那普利、培哚普利、福辛普利、雷米普利、赖诺普利等。常用 ARB 包括氯沙坦、缬沙坦、坎地沙坦、厄贝沙坦等。用药过程中严密观测血压，成人清晨静息状态下血压一般不低于 90/60 mmHg。

3. β 受体阻滞剂

适用于心功能不全Ⅱ、Ⅲ级患者，心功能Ⅳ级患者应用利尿剂、ACEI、洋地黄制剂使心功能改善后应用。常用药物包括美托洛尔、比索洛尔、普萘洛尔、卡维地洛等。从小剂量开始，达目标剂量后长期应用。β 受体阻滞剂治疗宜个体化，以达到最大耐受量或靶剂量。用药过程中严密观测心率和血压，成人清晨静息状态下心率一般不低于 55 ~ 60 次/min，血压一般不低于 90/60 mmHg。

4. 正性肌力药物

洋地黄类制剂：一般用于心功能不全Ⅲ、Ⅳ级患者，常用药物为西地兰、毒毛旋花苷 K、地高辛。

非洋地黄正性肌力药物：一般短期用于重症患者，常用药物包括磷酸二酯酶抑制剂（PDEI）氨力农、米力农；β受体激动剂多巴胺、多巴酚丁胺等。

5. 血管扩张剂

多作为不能耐受 ACEI、ARB 或 β 受体阻滞剂类药物患者的短期用药，常用药物包括硝酸甘油、硝酸异山梨酯等硝酸酯类药物以及硝普钠、酚妥拉明等。

（二）手术治疗

充分抗心力衰竭药物治疗无效的患者可考虑使用双室同步起搏或双室同步起搏–埋葬式心脏复律除颤器；充分内科治疗均无效的患者可行心脏移植术。

四、潜在型克山病的治疗

潜在型克山病患者心功能处于代偿期，应采用合理膳食，适度作息，去除心力衰竭诱因等非药物治疗措施；对已有心脏扩大患者，应严密随访，也可早期选用 ACEI 或 ARB、β 受体阻滞剂等药物治疗。

五、克山病并发症的治疗

（一）心律失常的治疗

（1）急性心功能不全合并室性异位心律或心脏传导阻滞者，使用大剂量维生素 C 或亚冬眠治疗后可好转，一般不需要使用抗心律失常药物。

（2）慢性心功能不全合并心律失常，多在心功能改善后可减轻或消失。

（3）急性或慢性心功能不全经上述治疗无效者，应给予抗心律失常药物治疗。阵发性室上性心动过速、房扑、房颤患者可应用洋地黄、β 受体阻滞剂、胺碘酮；室速、室扑、室颤患者可应用胺碘酮、利多卡因，室颤首选电复律；缓慢性传导阻滞可给予阿托品、异丙基肾上腺素治疗，无效可安置人工心脏起搏器。

（二）心脏骤停、血栓、栓塞、感染、水及电解质紊乱

按照相应疾病的治疗原则常规处理。

六、疗效判定

为了评估临床用药效果，需要对治疗后的临床转归进行判定。按照现行的《克山病治疗原则与疗效判定标准》（WS/T 314—2009），分别将克山病急性心功能不全、慢性心功能不全、异位心律失常及心脏传导阻滞疗效判定为显效、有效和无效。

第七节 预防及控制

疾病的预防不仅包括预防疾病的发生，还包括疾病发生后阻止或延缓其发展，防止伤残和促进功能恢复，从而最大限度地减少疾病造成的危害，这就是疾病三级预防的概念。一级预防是病因预防，二级预防和三级预防属于疾病控制的范畴。

克山病的一级预防主要是针对可疑病因采取的硒预防、膳食预防、综合性预防等措施。克山病的二级预防主要包括早发现、早诊断和早治疗，提高治愈率，降低病死率。克山病的三级预防主要是针对预后差的慢型克山病患者进行对症治疗和康复治疗。鉴于患者一般生活困难，自身缺乏就医的经济条件等实际特点，三级预防措施主要是克山病患者的自我管理，但尚未广泛开展。2005 年在山东、内蒙古等部分历史重病区开展的慢型克山病自我管理项目是具有代表性的克山病控制措施，并取得了较为理想的效果。2006 年项目实施范围扩大至 8 个病区省（区、市），初步结果表明依从性好的病人治疗效果好。慢型克山病患者经过治疗，阻止了心功能的进一步恶化，有效地遏制了病情的发展，降低了病死率，这对促进病区经济发展和使患者家庭摆脱贫困起到了重要的作用。从克山病可治疗性及治疗效果讲，慢型克山病自我管理项目是控制慢型克山病行之有效的措施。慢型克山病自我管理项目较好地使患者做到了"知、信、行"，使慢型克山病患者知道自己患有克山病，并在医生的指导下接受治疗和自我治疗，达到控制克山病的目的。

一、硒预防

实践证明，硒预防急型和亚急型克山病发病有一定的效果。补硒的方法有几种，总投入较少时，比较经济可行的是服用亚硒酸钠片；总投入成规模时，食盐加硒是最经济有效的方法。发达国家对农作物施含硒化肥，提高农作物的硒含量。这两种方法仅适用于农业基本实现机械化操作的地区。由于病区多在边远山区，经济发展落后，人均收入较低，富硒食品难以普及应用。

二、膳食预防

克山病高发年代，大豆及其制品，如豆腐添加到副食中，有预防克山病的效果。调整病区居民的膳食结构，特别是改善婴儿喂养方式，如增加大豆制品供应，不断增加动物性食品和蔬菜的比例等，可起到防治克山病的作用。大豆及平衡膳食增加了蛋白质及其他营养素的摄入量，而硒是以含硒氨基酸的形式被吸收入体内的。因此，大豆及平衡膳食可以很好地改善病区人群的蛋白和硒营养水平。

三、综合性预防

克山病病因尚未完全清楚，针对克山病病因的不同观点，可以采取综合性措施，包括保护水源和保证水质、不喝生水；改善居住条件，做到防寒、防烟、防潮和防暑；搞好室内外卫生，修好畜圈、厕所并管好粪便；注意保管粮食，以防发霉；消除发病诱因，控制感染，防止过度疲劳、精神刺激和暴饮暴食。

第八节　监测

一、全国克山病监测概述

克山病监测是每年一次性地收集、分析、汇总、评价克山病的病情和动态变化趋势，以及发病相关因素的资料，并上报、反馈给卫生主管部门、相关单位及有关人员。克山病监测始于 1990 年，目的是掌握克山病历史重病区的病情和了解监测点居民内外环境硒水平，项目抽样方法为哨点监测，项目在黑、吉、蒙、鲁、陕、滇和川（当时包括重庆）7 个重病省（区、市）（国家监测点）及冀、辽、晋 3 个省（省监测点）的 21 个监测点实施，1999 年增加河南、甘肃及湖北等省，共包括 13 个省（区、市）24 个县，总共有 25 个监测点。从 2005 年开始调整方法，增加概率抽样的成分，以期所得结果能够近似估计克山病总体病情，为确定全国克山病防治工作的重点、合理分配卫生资源（防治经费）及制定防治策略提供更多的科学依据。2007 年湖北和贵州加入监测，进一步扩大了省级监测范围。2008 年采用概率抽样的横断面调查，得到全国克山病病区人群的总体患病率，为有效开展克山病病情监测、重点病区补硒和部分现症病人的治疗提供了科学依据。2009—2012 年克山病监测的目的是为开展克山病控制和消除评估提供科学依据，监测项目的调查方法是病例搜索和重点调查，旨在找出克山病病区县中病情最重的乡和村。2013—2014 年克山病监测的目的仍然是为开展克山病控制和消除评估提供科学依据，监测项目的调查方法是基于病例搜索的重点调查，旨在通过病例搜索找出克山病病区县中病情最重的乡和村，以病情最重的乡和村为监测点，调查克山病病情，包括病区范围、受威胁人口、患病人数、患病率和防控措施落实情况。2014 年西藏参与了全国克山病监测项目。

二、克山病监测的内容及方法

全国克山病监测的主要目的是对克山病病情进行动态跟踪，及时对病情动态变化趋势做出判断，为下一阶段的全国克山病防治策略提供科学依据。因此，克山病监测的内容主要有克山病患病情况、克山病发病情况、现有病例的病情转归和克山病发病相关因素的变化。

（一）临床检查

对监测点全体居民进行体格检查及辅助检查（12 导联心电图和 X 线胸片）。

（1）对全体居民进行望、触、叩、听体格检查；描记 12 导联（Ⅰ、Ⅱ、Ⅲ、aVR、aVL、aVF、V_1~V_6）心电图，必要时加做 V_3R、V_7、V_8 等导联心电图；有条件的可开展超声心动图、心肌酶等指标的检查。各项检查以克山病及其他心血管系统疾病为主。

（2）对克山病患者和可疑克山病患者须摄后前位 2 m 距离 X 线胸正位片。

（3）以《克山病诊断》标准为依据做出诊断，排除疑似病例，确诊克山病病例。

（4）对监测机构已掌握的克山病病例结合问诊、临床体检，判断病情转归情况，并按要求填写克山病调查点各类型克山病患者的转归情况表。

（二）流行病学现场调查

（1）开展现场工作之前，应统计选中病区村即监测点的在籍人口和常住人口的相关资料，包括全村户籍登记的各年龄段男、女人数，常住人口各年龄段男、女人数。常住人口是在某一统计或普查时点，区域内全部人口减去外来暂住人口，再加上暂时外出人口所得到的人口数。在统计中，外来人口在某地居住六个月或六个月以上的，一般不以暂住人口计。同样，外出人口已离开户籍所在地超过六个月的，也不再计入本地常住人口。

（2）调查每个体检对象可能与克山病相关的基本情况，如年均收入、对自身健康状况的评价等。

（三）硒水平检测

1990—2007年，对监测点人群及环境硒水平进行采样、检测。在监测点中按东、西、南、北、中五个方位抽取30户，每户采集一份食用的粮食主食样品进行硒水平检测。有条件的地区按东、西、南、北、中五个方位抽取调查村中3~14岁农业户男性儿童和育龄期妇女各15名，共30名，采集后枕根部头发2g，进行发硒含量的检测。

参考文献

[1]中华人民共和国卫生部. 克山病诊断：WS/T 210—2011[S]. 北京: 中国标准出版社，2011.

[2]中华人民共和国卫生部. 克山病病区判定和类型划分：GB 17020—2010[S]. 北京: 中国标准出版社，2011.

[3]于维汉. 中国克山病[M]. 哈尔滨: 黑龙江科学技术出版社，2003.

[4]王铜. 克山病几十年防控果实亟待收获[J]. 中华地方病学杂志，2010，29(4): 357–358.

[5]王铜. 克山病监测之转化流行病学[J]. 国外医学医学地理分册，2012，33(3): 143–147.

[6]王铜. 克山病消除的评估挑战与机遇[J]. 中华地方病学杂志，2015，34(6): 391–392.

[7]王铜. 将论文写入克山病防治的中国梦[J]. 中华地方病学杂志，2016，35(8): 620–622.

[8]王铜，侯杰，李奇，等. 2003 年全国克山病病情监测汇总分析[J]. 中国地方病学杂志，2004，23(5): 444–447.

[9]卫生部地方病防治局. 楚雄克山病综合性科学考察文集（1984—1986）[M]. 北京: 人民卫生出版社，1988.

[10]程伯容，鞠山见，尹昭汉，等. 环境缺硒与克山病[M]//中共中央地方病防治领导小组办公室. 中国克山病及其防治研究. 北京: 中国环境科学出版社，1987：265–269.

[11]周慧慧，王铜. 克山病病因研究进展[J]. 中华地方病学杂志，2015，34(6): 466–468.

[12]中华人民共和国地方病与环境图集编纂委员会. 中华人民共和国地方病与环境图集[M]. 北京: 科学出版社，1989：39–71.

[13]GE K，XUE A，BAI J，et al. Keshan disease–An endemic cardiomyopathy in China[J]. Virchows Archiv.A，Pathological anatomy and histopathology，1983，401(1): 1–15.

[14]GU B Q. Pathology of Keshan disease. A comprehensive review[J]. Chinese Medical Journal，1983，96(4): 251–261.

[15]中华人民共和国卫生部，发展改革委，财政部. 全国地方病防治"十二五"规划[EB/OL].

（2012-01-12）[2020-5-15]. http://www.gov.cn/zwgk/2012-01/29/content_2053487.htm.

[16]XU G L. The effectiveness of sodium selenite on prevention of acute attacks of Keshan diseases[J]. Chinese Medical Journal，1979，92：471-476.

[17]李广生. 低硒及相关因素与克山病[M]. 吉林：吉林科学技术出版社，1997：124-125，247.

[18]孙树秋，李德安，惠洋，等. 黑龙江省 13 个县的市售粮食中黄绿青霉素污染水平的调查[J]. 中国地方病学杂志，2004，23(4)：367-368.

[19]郭可大. 三十年来克山病病因真菌毒素中毒学说的研究概况[J]. 医学研究通讯，1986，15(10)：289-294.

[20]ROTHMAN K J，GREENLAND S，LASH T L. Modern Epidemiology[M]. 3rd ed. Philadelphia：Lippincott Williams & Wilkins，2008.

[21]西安医学院克山病研究室. 克山病水土病因研究初步报告[J]. 地方病通讯，1973(3)：11-25.

[22]亚硒酸钠预防克山病协作组. 口服亚硒酸钠预防克山病五年工作小结[J]. 卫生研究，1975(3)：190-194.

[23]中国医学科学院防治克山病科研小分队. 硒与克山病发病关系的研究[C]//全国克山病病因研究协作组. 一九七三年全国克山病病因研究座谈会资料汇编，1974:181-200.

[24]中国医学科学院防治克山病科研小分队. 硒与克山病关系的研究[J]. 中国医学科学院学报，1979，1(1)：75.

[25]王光亚，周瑞华，孙淑庄，等. 生物样品、水及土壤中痕量硒的荧光测定法一、发、血、尿和其它组织中痕量硒的测定[J]. 营养学报，1985(1)：39-45.

[26]中国医学科学院防治克山病科研小分队. 克山病病区及非病区居民血和发中硒的含量[J]. 医学研究通讯，1973(Z2)：67-71.

[27]西安医学院克山病研究室. 克山病病区与非病区人群饮食、主要粮食、尿、血及头发中硒含量的对比分析[J]. 西安交通大学学报(医学版)，1975(2)：35-44.

[28]中国医学科学院防治克山病科研小分队. 硒和克山病水土病因的研究——Ⅱ.克山病

病区及非病区居民全血中硒含量的差别、血硒和发硒含量的关系[J]. 卫生研究，1976(3)：259-263.

[29]中国医学科学院防治克山病科研小分队. 硒和克山病水土病因的研究——Ⅲ.我国某些克山病病区和非病区居民发硒含量的差别与粮食中硒含量的关系[J]. 卫生研究，1977(1)：47-51.

[30]夏弈明. 硒[J]. 营养学报，2013，35(3)：223-226.

[31]中国医学科学院防治克山病科研小分队. 克山病科研资料汇编[G]. 中国医学科学院防治克山病科研小分队，1977：61-66.

[32]夏奕明，朱莲珍. 血和组织中谷胱甘肽过氧化物酶活力的测定方法Ⅰ.DTNB 直接法[J]. 卫生研究，1987，16(4)：29-33.

[32]谭见安，朱文郁，李日邦. 克山病的医学地理学特征[M]//中共中央地方病防治领导小组办公室. 中国克山病及其防治研究. 北京：中国环境科学出版社，1987：254-264.

[34]谭见安，朱文郁，李日邦，等. 克山病与环境硒等生命元素的关系[J]. 中国地方病学杂志，1991，10(5)：269-274.

[35]刘兴玠. 串珠镰刀菌素与克山病病因关系的研究进展[J]. 卫生研究，1996，25(3)：151-156.

[36]青宁生. 克山病病因的不懈探索者——郭可大[J]. 微生物学报，2014，54(2):243-244.

[37]钟学宽，曾宪惠，漆伟，等. 原位核酸杂交法探讨柯萨奇 B 组病毒与云南亚急型克山病的关系[J]. 中国地方病学杂志，1993，12(4)：193-195.

[38]李延文，杨英珍，陈灏珠，等. 克山病心肌蜡块标本的肠道病毒 RNA 检测[J]. 中华医学杂志，1995，75(6)：340-345.

[39]任立群，李广生，李相军，等. 柯萨奇 B_4 病毒感染与克山病及其病区病毒性心肌炎[J]. 中国地方病学杂志，2001，20(6)：414-416.

[40]任立群，李广生，赵志涛，等. 柯萨奇病毒 RNA 阳性信号在克山病心肌中形态特征及其与发病的关系[J]. 中国地方病学杂志，2002，21(4)：248-250.

[41]黄振武，夏奕明，金奇，等. 柯萨奇病毒 B_3 感染与克山病[J]. 卫生研究，2002，31(4)：

261–262.

[42]章红，李季伦. 串珠镰刀菌素及其毒理[J]. 微生物学报，1989，29(2)：93–100，155.

[43]盛晓蓉，吴亦伦，贾雪梅，等. 柯萨奇 B_3 病毒经晚期孕鼠胎盘致母婴感染的小鼠动物模型研究[J]. 中国临床药理学与治疗学，2002，7(4)：311–313.

[44]王致君. 克山病家食粮中串珠镰刀菌素含量的测定[J]. 中国地方病学杂志，1991，71(1)：14–15.

[45]章红，李季伦. 克山病病区粮食中串珠镰刀菌素的检测[J]. 中华医学杂志，1994，74(9)：562–563.

[46]李秀芳，刘兴玢，赵红，等. 我国部分克山病区和非病区主粮中霉菌的污染调查[J]. 卫生研究，1996，25(3)：157–159.

[47]毕华银，张矢远，罗毅，等. 陕西病区粮食真菌及其毒素在克山病、大骨节病病因中作用的比较研究[J]. 西安医科大学学报，2001，22(4)：308–311.

[48]杨建伯，杨秋慧. 克山病病因研究[J]. 中国地方病学杂志，2000，19(5)：350–355.

[49]刘宁，鲍文生，李德安，等. 大骨节病和克山病老病区粮食中 T–2 毒素和黄绿青霉素污染状况调查[J]. 中国地方病学杂志，2004，23(3)：237–239.

[50]佚名. 克山病病因研究概况[J]. 地方病通讯，1973(3)：56-64.

[51]林振刚. 关于克山病的病因问题-1961 年 9 月 8 日在全国防治地方病经验交流会议上的发言 [C]//中共陕西省委防治地方病领导小组办公室. 全国防治地方病经验交流会.[出版地不详]：[出版者不详]，1962：75-78.

[52]国家卫生和计划生育委员会疾病预防控制局. 克山病防治工作调查表 [Z]. 全国重点地方病防治工作调查表，2013.

[53]卫生部疾病控制司. 克山病防治手册（修订版） [Z].[出版地不详]：[出版者不详]，1999.

[54]孙建纯，刘永笑，吴广恩，等. 我国北方克山病流行概况[J]. 中国地方病学杂志，1982(1)：4-7.

第二章　流行病学

第一节　基本概念

一、流行病学的定义

流行病学（epidemiology）是研究人群中疾病和健康事件等的分布及其影响因素，并研究防治疾病及促进健康的策略和措施的科学。流行病学是医学重要的学科之一，特别是在一种未知疾病出现时，对于了解其特征、探究病因和及时开展防控极为重要。因此，流行病学任务可以分为三个层次。首先是"揭示现象"，即发现并总结疾病和健康事件流行或分布的现象，最为常见的就是疾病在人群、时间和地区上的分布特征。其次是"找出原因"，即根据已总结疾病和健康事件的分布特征，分析疾病和健康事件的规律和原因。最后就是"研发措施"，即充分利用对于疾病和健康事件现象的认识和原因的挖掘，研发疾病预防或控制的措施。

二、流行病学方法的分类

根据流行病学研究的不同目的，可以将所用流行病学的研究方法分为三大类，即观察法、实验法和数理法。最常用的是现况调查和监测，属于观察法，而病例对照研究和队列研究由于没有干预措施的施加，也属于观察法的范畴。同理可知，现场试验和社区干预试验等则属于实验法，一般用于检验病因假设。数理法则是应用数学模型预测疾病的发展，属于理论流行病学。

三、流行病学分支

由于流行病学的重要性，与多学科密切交叉的性质，根据研究方法、疾病种类和学科等，衍生出许多分支，常见的有分子流行病学（molecular epidemiology）、传染病流行病学（epidemiology of infectious diseases）和恶性肿瘤流行病学（cancer epidemiology）等。分子流行病学是阐明人群和医学相关生物群体中生物标志的分布，及其与疾病或健康的关系和影响因素，并研究防治疾病、促进健康的策略与措施的科学。传染病流行病学是研究人群中传染病的发生、发展和传播规律，探索传染病的临床识别标志，评价影响传染病流行的因素，提出预防和控制流行的策略和措施，从而有效控制和消灭传染病的科学。恶性肿瘤流行病学研究恶性肿瘤在人群的分布和影响因素，探索病因，并提出防治策略。

第二节　常用的流行病学研究设计

一、生态学研究

生态学研究（ecological study）是在群体的水平上观察某种因素与疾病或健康之间的关系，以群体为观察和分析的单位，通过描述不同人群中因素的暴露情况与疾病的频率，分析该暴露因素与疾病或健康之间的关系，具体可分为生态比较研究和生态趋势研究。其特点是以群体为研究对象，分析群体水平上某种因素与疾病之间的关系。

生态比较研究常用于不同人群中某因素的平均暴露水平和疾病频率之间的关系，即比较不同暴露水平下群体疾病的发病和死亡情况，为探索病因提供线索。生态趋势研究是连续观察不同群体某因素暴露水平的变化与疾病的发病和死亡的情况变化之间的关系，通过比较两者之间的变化趋势，分析该因素与疾病的关联。

生态学研究的优点：节约人力、物力和时间，可利用现有数据资料；是无法测量个体暴露剂量时的首选研究方法；对于病因不清的疾病可提供病因线索。其最主要的缺点是易产生生态学谬误，即从群体水平获得的研究结果，可能与个体水平的实际情况并不相符。

二、横断面研究

横断面研究（cross-sectional study），顾名思义是选择某一时间点或时间段，观察特定人群中疾病和影响因素的分布，研究变量与疾病或健康相关事件的关系。由于研究的是当时的健康事件，因此又称为现况研究。横断面研究获得的最重要的结果是特定人群的患病率，掌握疾病在人群、时间和地区上的分布特征，因此也被称为流行病学研究（prevalence study）。

横断面研究的优点：严格筛选调查样本，其对于整体的代表性较好；一次调查可同时收集多种因素的暴露资料，因此可形成或设计多个比较组；是开展其他流行病学研究的前期重要基础工作。但应用中其局限性不可忽视，第一，同时调查暴露和疾病的状况，只能为因果关系提供线索，因果证据的价值较为有限；第二，仅依靠一次现况调查的结果，不能获得发病率的资料。

三、病例对照研究

病例对照研究（case-control study）是指将调查对象是否患有某种疾病分为病例组和对照组，同时收集两组调查对象患病之前有关可疑危险因素的暴露史，比较病例组和对照组危险因素的暴露比例，用于推断可疑危险因素与疾病的关系。

病例对照研究的类型可分为病例与对照不匹配、病例与对照匹配，以及衍生类型。

1. 病例与对照匹配

为了实现两组间的可比性，排除非研究因素且可能为混杂因素的干扰，在选择对照时，应保证对照与病例在某些特质上的一致性。具体可分为频数匹配和个体匹配，频数匹配即病例组和对照组中某些特征的构成无差别；个体匹配即选择病例和对照时，要求按个体的某些特征进行配对，以年龄为匹配变量为例，应根据确定病例的年龄，选择年龄在一定范围内的对照个体。

2. 病例与对照不匹配

病例与对照不匹配，仅要求对照的数量等于或多于病例的数量。

3. 衍生类型

（1）巢式病例对照研究：病例对照研究和队列研究组合形成的一种研究方法，在对某一研究队列随访观察一段时间后，再应用病例对照研究的思路进行研究分析。按照队列研究在先、病例对照在后的顺序开展研究为前瞻性巢式病例对照研究，而利用现有资料选择合适的病例开展研究则为回顾性巢式病例对照研究。

（2）病例队列研究：也是一种队列研究与病例对照研究结合的研究方法，与巢式病例对照研究的区别在于，病例队列研究属于病例与对照不匹配研究，且队列开始时随机抽样选出一个有代表性的样本作为对照组，而巢式病例对照研究选择对照是在确定病例后进行的。

（3）病例交叉研究：该方法的基本原理是，如果暴露与某急性事件有关，那么在事件发生前较短的一段时间（危险期）内暴露的发生应比事件发生前较远的一段时间（对照期）内更频繁。

（4）单纯病例研究：一般用于罕见病研究，研究中无非病例研究对象，而是根据研究病例是否具有某一基因表型，区分病例组和对照组。

（5）病例时间对照设计：引入时间对于研究的影响，以病例自身作为对照，常用于药物流行病学研究。

病例对照研究的目的是分析暴露与疾病的关联强度，所得统计指标为比值比（odds ratio，OR），即病例组暴露比值与对照组暴露比值的比，OR>1 说明因暴露使得发病的风险增加，暴露是该疾病的危险因素；OR<1 说明因暴露使得发病的风险减小，暴露是该疾病的保护因素，OR 值的大小则说明发病受暴露影响的程度。

四、队列研究

队列研究（cohort study）是将研究人群按是否暴露于某可疑危险因素，分为暴露组和非暴露组，观察两组的结局并进行比较，从而判定该可疑危险因素与结局之间有无因果关联的一种流行病学研究方法。由于队列研究是从因至果的研究，因此检验病因假设的可靠性优于病例对照研究，又被称为前瞻性研究（prospective study）。

队列研究依据的类型包括前瞻性队列研究（prospective cohort study）、历史性队列研究（historical cohort study）和双向性队列研究（bi-directional cohort study）。前瞻性队列研究是指暴露为现在的状态，观察一定时间后，比较两组出现结局的差别。这一类型队列研究，需要观察将来某一时间的结局情况。历史性队列研究是根据研究人群过去某个时间点暴露情况分组，而结局是现在的状态。这类研究是对历史资料的利用，结局在研究开始时已经出现，因此，这一类型队列研究具有省时、省力的优点。双向性队列研究是在历史性队列研究的基础上继续观察一段时间，比较两组结局出现的情况，是将历史性队列研究和前瞻性队列研究结合起来的一种队列研究。

队列研究可获得的最主要的效应指标就是相对危险度（relative risk，RR）和归因危险度（attributive risk，AR）。RR 也叫危险比，是指暴露组发病率是非暴露组发病率的多少倍，其流行病学意义是衡量暴露与发病关联的强度，及由于暴露增加的发病的倍数。AR 又被称为特异危险度，是暴露组与非暴露组发病率的差值，暴露组由于可疑危险因素较非暴露组增加的发病率。

五、现场试验

现场试验属于实验流行病学范畴，是以人为研究对象，根据是否接受试验因素的干预，随机分为实验组和对照组，并在干预一段时间后比较两组效应上的差别，从而评价试验因素是否有效。

现场试验研究在设计中需要遵循以下基本原则：①明确研究目的，即试验的目的是对发病率、治愈率或预防效果的观察等必须首先明确；②分组应做到随机化，具体包括简单随机、分层随机和整群随机；③对照组的设立是必要且必须的，包括最常用的安慰剂对照、自身对照和交叉对照；④在考虑 I 型错误出现概率（α）、II 型错误出现概率（β）的基础上，结合预期效果发生率或效应估算样本量；⑤研究对象应选择依从性好、对试验因素干预敏感的人群，且干预措施应对其无害；⑥试验现场应优先选择人口流动性小且配合度高的社区。

现场试验的主要效应指标包括有效率、治愈率、生存率、保护率、抗体阳性率等。为避免霍桑效应等偏倚，盲法的应用极为重要，具体包括：单盲，对研究对象设盲，试验的实施者了解分组；双盲，研究对象和试验的实施者均不知晓分组情况；三盲，研究对象和试验的实施者以及负责资料收集和分析的人员都不了解分组情况。

六、随机对照试验

随机对照试验（randomized controlled trial, RCT）是为确定治疗方法或预防措施的有效性而开展的实验流行病学研究，研究对象一般为患者。主要用于治疗研究、诊断研究和预后研究等，随机对照试验目前已成为新药或新疗法等在临床应用前的最重要支持证据之一。

随机对照试验设计的基本原则包括随机、对照和盲法的应用。对照的选择一般为已得到认可的标准方法，也就是金标准。为获得较为科学的研究结果，在具体研究中首先应注意保证研究对象的依从性，即是否能够按照研究者说明完成干预，这与研究对象的选择、干预措施的效果，甚至试验开展的过程都有关系。其次要注意的是安慰剂效应，因此安慰剂的选择，甚至是否采用安慰剂，都需要在设计时认真考虑。

第三节　常用的流行病学概念

一、疾病的分布

疾病的分布也就是疾病的流行特征，具体指疾病在时间、地区和人群中表现的特点，也简称为"三间分布"。对疾病分布的正确掌握，有助于深入进行病因研究，以及制定科学的防控策略，采取有针对性的防治措施。反映疾病分布的指标有发病率、患病率和病死率等，根据发病率，可将疾病流行分为散发、暴发、流行和大流行等不同水平。

人群分布，可根据不同的自然或社会属性进行分组或分类，描述不同疾病在某一属性上的分布特点，常见的有性别、年龄和职业等。通过对疾病人群分布特征的分析，对明确疾病高危人群、探索疾病危险因素和保护因素非常重要。其中民族上的患病差异，除经济因素和生活环境的影响，遗传基因也是需要重点考虑的因素。时间分布，如暴发或短期波动，这一特点多与病因强度和潜伏期长短有关。季节性，是指疾病在一定季节内发病增加，与病因关系密切，如流感一般在冬春季发病率升高，虫媒性疾病的季节性表现尤为突出。周期性，是指疾病发病呈现一定时间规律性变动的状况，其发生与易感者的数量和致病因素的积累等有关。长期趋势是对疾病连续数年乃至数十年观察所得出的疾病的发病、患病和死亡等的变化。地区分布，即疾病在某一地区或某类地区高发的流行特征。这一现象的出现与地理和环境因素有关，同时也受生活环境和经济条件的影响，地方病就是最典型的呈地方性分布的疾病。

二、误差、偏倚、混杂因素

误差是指研究数据和结果与客观实际不一致的地方，也就是说，方法学或不可避免的因素，导致研究结论与真实情况不相符合的情况。误差可分为随机误差和系统误差，随机误差是由于样本变异等产生的，没有固定方向和固定大小，可以通过增大样本含量加以控制。系统误差则存在固定大小和方向，一般是样本选择或统计分析等不足导致的。

偏倚，也就是研究中的系统误差，具体可分为选择偏倚、信息偏倚和混杂偏倚三类。

选择偏倚，是指研究对象与未入选的研究对象存在差异，即样本选取不恰当，导致结果不可靠。研究中为操作方便，选取医院就诊的患者进行危险因素调查，其结果无法代表全部患者的实际状态。因此在研究样本选择上，注意选取对象的代表性，尽量做到随机化，以减少此类偏倚的产生。

信息偏倚，是资料收集或测量造成的系统误差，因此又称为测量偏倚或观察偏倚。其中最常见的是回忆偏倚和调查者偏倚。回忆偏倚是由于研究对象在危险因素暴露方面存在差别，如病例对照研究中，病例组在研究未进行时，就已经对可能的危险因素进行了回忆，因此提供信息更为全面，而对照组由于未患病，对此类危险因素的记忆并不深刻，从而降低了危险因素在该组的暴露率。调查者偏倚，则是由于未采取盲法或研究者猜测到研究对象的分组，导致对病例组的暴露过度关注，从而引起的暴露信息收集不均衡。

混杂偏倚是指暴露因素与疾病发生的关联程度受到其他因素的歪曲或干扰。可通过分层分析和标准化率分析等方法，比较可疑混杂因素（导致混杂产生的因素称为混杂因素）调控前后的暴露因素效应估计值，如果存在专业上有意义的差异（注意不是统计学的显著性差异），则认为产生了混杂。

三、因果关联及其推断标准

因果关联在流行病学中应用广泛，如用于危险因素和保护因素的判定、病因的推断等。因果关联就是"因"的发生与"果"的出现是相关的，且有明显的时间先后关系。

因果关联的推断主要参考以下标准，但在实际应用中并不要求同时具备。

1. 时间顺序（temporality）

作为怀疑的危险因素或保护因素，必须发生在疾病或健康状况之前。因此，在证据的可靠性上，实验和队列研究最好，病例对照（用新病例）和生态学时间序列研究次之，横断面研究证据等级最低。

2. 强度（strength）

如 RR（队列研究）和 OR（病例对照研究）的数值，体现了研究因素与结局关联强度的高低。

3. 可重复性（repeatability）

可重复性是指不同的受试对象在同一研究因素的作用下，均可出现相同的结局，而不受时间、地点和人群等的影响，因此又称为一致性（consistency）。

4. 剂量-反应关系（dose-response relationship）

简单理解就是暴露越多，结局出现的概率越大或程度越强。在等级变量资料或连续型变量资料中，等级 OR 或 RR 呈现关联强度的连续性变化特征。

5. 特异性（specificity）

特异性是指疾病发生过程中必要存在的危险因素。

6. 实验证据（experimental evidence）

实验证据终止效应，即危险因素或暴露减少或停止，可使得疾病发生率降低或终止。

7. 生物学合理性（biological plausibility）

病因假设与该疾病的有关事实、现有生物医学知识和理论相符，而不是与现有理论知识相矛盾。然而，合理性某些时候受限于科学的发展和人类的认识，这一点值得研究者注意。

8. 生物学一致性（coherence）

病因假设与现有一般的生物医学常识和理论相符。有学者认为生物学一致性与生物学合理性相似，可以合并为一条准则。

9. 相似性（analogy）

相似性指确定的类似的因果关系，由于可类比的因果关系的存在，可以加强因果关系的可能性。

另外，还有学者认为，预测力（predictive performance）应该作为因果关联推断的一条准则。

虽然有以上十条准则，但是多数学者认为，其中的时间顺序、强度、剂量–反应关系和可重复性是必要的，而其他的是一般的，许多情况下可操作性受到限制，难以应用。

参考文献

[1]耿贯一. 流行病学[M]. 北京：人民卫生出版社，1979.

[2]ROTHMAN K J. Modern Epidemiology[M]. Boston：Little，Brown and Company，1986.

[3]耿贯一. 流行病学[M]. 2 版. 北京：人民卫生出版社，1995.

[4]沈福民. 流行病学原理与方法[M]. 上海：复旦大学出版社，上海医科大学出版社，2001.

[5]李立明. 流行病学[M]. 4 版. 北京：人民卫生出版社，1999/2001.

[6]胡良平. 医学统计实用手册[M]. 北京：人民卫生出版社，2004.

[7]李立明. 流行病学[M]. 5 版. 北京：人民卫生出版社，2005.

[8]AHRENS W，PIGEOT I. Handbook of Epidemiology[M]. New York：Springer，2005.

[9]李立明. 流行病学[M]. 6 版. 北京：人民卫生出版社，2007.

[10]ELWOOD M. Critical Appraisal of Epidemiological Studies and Clinical Trials[M].3rd ed. New York：Oxford University Press，2007.

[11]ROTHMAN K J，GREENLAND S，LASH T L. Modern Epidemiology[M]. 3rd ed. Philadelphia：Lippincott Williams & Wilkins，2008.

[12]李立明. 流行病学[M]. 7 版. 北京：人民卫生出版社，2012.

[13]李立明，王建华. 流行病学：第一卷[M]. 3 版. 北京：人民卫生出版社，2014.

[14]PORTA M. A Dictionary of Epidemiolgy[M]. 5th Ed. New York：Oxford University Press，2008.

[15]PORTA M. A Dictionary of Epidemiolgy[M]. 6th Ed. New York：Oxford University Press，2014.

第三章　空间流行病学

空间流行病学是流行病学的一个分支学科，是一门描述、定量和解释疾病在地理上分布变化的学科，特别针对小面积范围内环境暴露中疾病分布的变化。空间流行病学涉及的研究领域非常广泛，例如流行病学、统计学、地理学、人口统计学、卫生学和社会经济学等，主要研究内容包括疾病地图、地理相关研究、聚集性检测和疾病聚集性等。近年来，随着人们对地理信息系统的开发与利用，流行病学家从全新的角度处理流行病学数据，通过赋予其空间属性了解数据隐藏的研究价值，增加空间角度对疾病的相关危险因素进行分析和讨论，从而更加全面地对疾病的流行、分布以及发生发展情况等因素进行探讨，从而为疾病的防治工作提供可靠的科学依据。

第一节　概述

空间流行病学主要用于描述和分析人群疾病、健康和卫生事件的空间分布差异、特点及规律，探索影响特定人群健康状况的决定因素，特别适用于疾病可视化精准防控，并可以为促进健康卫生服务提供科学依据。空间流行病学研究的主要内容和方法包括疾病空间描述、点源或线源危险因素评估、疾病聚类分析和地理学相关研究等方面。

近年来，随着地理信息系统（geographic information systems, GIS）和空间分析技术不断地应用到一些疾病的研究领域，空间流行病学得到了长足的发展，空间流行病学的核心任务是在空间维度上发掘疾病空间信息，描述疾病分布格局，为疾病防控提供更精确、更持久和更有效的措施。简而言之，空间流行病学就是对疾病空间数据的收集、存储、分析和解释。因此，空间流行病学的基本方法必然是建立在空间数据分析与统计的方法基础上，根据疾病的流行特征，用空间分析语言描述疾病流行特征与流行规律的科学。空间流行病学在公共卫生系统的应用大体可分为以下三个方面：对疾病空间分布特征进行描述，为探索疾病病因提供线索；识别疾病孳生区域，预测疾病相应变化趋势；指导公共卫生服务，使卫生资源得到合理化配置。

第二节　空间描述

空间描述主要是将疾病、健康或其他卫生事件发生的时空属性真实地展现出来，描述事件在不同时间、地点和人群的分布特点。空间描述主要是以疾病制图的方式来描述和评价疾病地区分布的，它是统计学与地图学相结合而产生的应用技术，主要包括要素、显示栅格和数值型数据等制图方式。

在空间流行病学中应用较多的主要是要素制图。进行要素制图时，可以选择多种策略对地图中的要素进行符号化处理。某个数据图层可以采用一种符号进行简单描绘，或者根据属性字段值为不同要素制定不同的符号，点要素采用标志符号，线要素采用线性符号，多边形要素采用阴影区域符号。

当创建地图时，因为数据类型会影响到可制作的地图种类，所以分清命名数据、分类数据和数值数据之间的差别非常重要。例如，我国各省、市、县和乡等都有唯一的行政区划代码，通过行政区划代码将不同文档的数据链接在一起进行命名，通过标注进行描绘。分类数据是将要素划分为不同的组合或类别，通常存储为文本，但是也可能使用数值代码来表示类别。数值数据展现的是连续范围内的数值，为了符号化数值数据，必须将这些数值划分到指定范围的分组中。在绘制地图时，点或线的数值型属性数据通常应用符号大小或厚度的变化，将数字值划分为不同类别的数值范围，形成符号分级图。多边形数值数据一般通过改变彩色阴影符号的色相、饱和度和亮度进行表示，这样的地图称为颜色分级图或者等值区域图。地图通常使用单一颜色来表示，其对每个类别改变亮度（单色过渡）。如果使用两种或更多颜色进行过渡，那么除非谨慎选择这些符号，否则会变得很难解释。

图表地图是采用表达几种属性的图表来替换单一符号，图表地图扩充了可显示在地图上的属性数量。图表类型包括饼图、条形图或多层条形图。饼图的尺寸可以完全相同，也可以与多种类别的总和成比例，从而显示变量的相对数量。

栅格是一种基于像元的数据模型，像元或像素阵列存储地球表面某些要素或数量的相关数值。栅格数据大致可分为3种主要类型（专题栅格、影像栅格和索引栅格），每种类型显示内容不同。

当应用数值型数据（栅格或矢量）制图时，需要将连续范围的数据值划分到若干分组中，每个分组拥有自己的不同颜色或符号大小，这个过程称为分类。不同分类方法适用于不同类型的数据，方法选择会影响地图的外观和描述信息。主要有自然间断分类、等间距分类、定义间距分类、数量等分分类、几何间距分类和标准方差分类方法。如果这几种方法都不能生成预期的地图成果，那么采取人工方式将类别间断设置为任何选定数值。分类方法的选择取决于制图的目标和数据类型。自然间断分类和几何间距分类适用于不规则分布的数据，等间距、定义间距和数量等分分类可用于任何数据，对规则分布数据能够生成更好的结果，标准方差地图背后的统计信息则假定该数据为正态分布。

空间流行病学描述在公共卫生研究中主要以疾病的专题地图的形式出现。疾病的专题地图在医学中的应用起源于 19 世纪中叶的欧洲，且主要以霍乱和麻疹等传染性疾病为主，以空间流行病学方法制作的疾病专题地图或健康地图，对探索疾病发生与发展以及健康卫生事件与地理环境因素间的关系有重要作用。在 20 世纪 80 年代至 21 世纪初，我国也先后出版了多部大型医学地图集。现阶段，空间流行病学已广泛应用于描述疾病的地理空间分布特征、分析传染病流行影响因素、农村公共卫生区域划分、医疗资源配置评价等领域。国外也有建立 GIS 疾病监测系统的报道，例如，Dwyer–Lindgren 等对孟加拉等六国 5 岁以下儿童的死亡率进行了空间描述和对 1990—2014 年美国华盛顿州金县各社区预期寿命和死亡率的变化进行了空间趋势描述等。

第三节　空间分析

空间流行病学研究的重要内容之一是阐明疾病的空间分布特征，并分析疾病与周围环境的关系，以便为疾病的防控决策提供依据。然而一直以来，由于缺乏合适的空间数据采集、管理和分析工具，流行病学研究难以获得与疾病分布有关的空间数据资料；同时由于空间多维数据处理的复杂性，与疾病有关的空间数据分析难以深入，尤其是涉及大范围、多因素的时空动态研究。空间流行病学空间分析方法有很多，其中适用于地方病研究的分析方法主要有空间自相关分析、空间插值分析和空间回归分析等。

空间自相关性反映了疾病空间分布的聚集特征，而疾病的病区聚集性程度可提示疾病空间分布特征、流行趋势和影响因子。空间自相关包括全局空间自相关和局部空间自相关。空间自相关的研究结果常常可以告诉我们，空间分布从过去到现在是如何变化的。

因此，通过空间自相关的研究所得出的结论，可以帮助我们提高对那些导致空间分布变化的潜在因素的认识和理解，有助于探寻疾病病因或危险因素。

空间插值分析常用于将离散点的数据转换为连续的数据曲面，进而对其空间结构模式进行研究。其理论假设是空间上距离越近的点，就越具有相似的特征。换言之，空间上距离越远的点，空间相关性就越小，即所谓的距离衰减法则。插值方法按其实现的数学原理可以分为反距离加权插值法和克里金插值法两类。反距离加权插值法以插值点与样本点间的距离为权重进行加权平均，离插值点越近的样本点，赋予的权重越大。反距离加权插值法不能根据数据的空间分布特征对方法进行调整，并且当数据样本量足够大时，才能达到满意的精度。克里金插值法又称空间局部插值法，是以变异函数理论和结构分析为基础，在有限区域内对区域化变量进行无偏最优估计的一种方法，是地统计学的主要内容之一。

空间回归分析主要用于研究疾病空间分布与经济因素、环境因素和气象因素等变量之间的关系。它是在传统线性回归模型基础上发展起来的一类方法，即在传统回归分析基础上考虑空间自相关性。传统回归分析在探讨疾病及其影响因素时，只应用研究事件的属性值，而不考虑疾病或影响因素的空间位置，从而忽视了疾病区域数据的空间信息，造成空间数据挖掘不够，降低研究效率，影响研究结果的可靠性，由此采取的防控措施的效果必然会降低。

空间流行病学分析方法已开始广泛应用于疾病的研究中。例如，赵金扣等采用空间自相关方法探讨了江苏省居民饮用水碘的空间分布特征，显示江苏省水碘分布存在空间聚集性和空间异质性。汪旸等利用空间自相关估计江苏省地方性氟中毒的局部空间自相关情况。申红梅等在空间插值分析的基础上探讨了高水碘分布特征，绘制了我国高水碘地区水碘等值线图。吴成果等分别应用全局空间自相关和局部空间自相关分析探讨了重庆市 8~10 岁儿童尿碘的空间分布特征。门佩璇等应用空间流行病学方法开展性病、艾滋病监测与防治工作。胡跃华等对 2008—2011 年中国手足口病进行时空分析和空间自相关分析，探讨了该病的空间分布和热点区域。夏静等对 2004—2011 年湖北省疟疾进行时空分析，研究了热点区域。唐咸艳等对广西壮族自治区流行性乙型脑炎进行时空动态趋势分析，研究了聚集区域。孙海泉等对 2008—2012 年中国丙肝发病情况进行空间分析，探讨发病的聚集性，为丙肝的有效防控提供依据。国外也有关于空间分析的相关报道，例如，Bihrmann K 等探讨了 1971—2013 年丹麦多发性硬化症的空间聚集性及热点区域。

Farah 等分析了缅因州呼吸道疾病的空间模式和空间关联。Tewara 等对 2000—2015 年喀麦隆疟疾进行城乡水平的空间自相关分析，发现高、低聚集和热点地区等。

参考文献

[1]ELLIOTT P， WARTENBERG D. Spatial epidemiology: Current approaches and future challenges[J]. Environ Health Perspect，2004，112(9)：998-1006.

[2]周晓农. 空间流行病学[M]. 北京：科学出版社，2009：43-53.

[3]LAWSON A B，BANERJEE S，HAINING R P，et al. Handbook of Spatial Epidemiology[M]. Los Angeles：CRC Press，2016.

[4]ELLIOTT P. Spatial epidemiology: methods and applications[M]. New York：Oxford University Press，2000.

[5]PFEIFFER D U，ROBINSON T P，STEVENSON M，et al. Spatial Analysis in Epidemiology[M]. New York：Oxford University Press，2008.

[6]CUZICK J， ENGLISH D. Geographical and Environmental Epidemiology: Methods for Small-Area Studies[M]. New York：Oxford University Press，1992.

[7]MUSA G J， CHIANG P H， SYLK T， et al. Use of GIS mapping as a public health tool-from cholera to cancer[J]. Health Services Insights，2013，6(6)：111-116.

[8]DWYER-LINDGREN L，SQUIRES E R，TEEPLE S，et al. Small area estimation of under-5 mortality in Bangladesh, Cameroon, Chad, Mozambique, Uganda, and Zambia using spatially misaligned data[J]. Population Health Metrics，2018，16(1)：13-28.

[9]DWYER-LINDGREN L， STUBBS R W， BERTOZZI-VILLA A， et al. Variation in life expectancy and mortality by cause among neighbourhoods in King County，WA，USA，1990—2014: A census tract-level analysis for the Global Burden of Disease Study 2015[J]. Lancet Public Health，2017，2(9)：e400-e410.

[10]XIA S， XUE J B， ZHANG X， et al. Pattern analysis of schistosomiasis prevalence by exploring predictive modeling in Jiangling County，Hubei Province，P.R. China[J]. Infectious Diseases of Poverty，2017，6(1)：91.

[11]QIAN Q， ZHAO J， FANG L， et al. Mapping risk of plague in Qinghai-Tibetan Plateau，

China[J]. BMC Infectious Diseases，2014，14(1)：1−8.

[12]孙利谦，胡艺，李锐，等. 地方病空间流行病学分析方法的研究进展[J]. 中华地方病学杂志，2015，34(8)：614−616.

[13]MOUHANNA F, CASTEL A D, SULLIVAN P S, et al. Small−area spatial−temporal changes in pre−exposure prophylaxis (PrEP) use in the general population and among men who have sex with men in the United States between 2012 and 2018[J]. Annals of Epidemiology，2020，49(12):1−7.

[14]READHEAD A, CHANG A H, GHOSH J K, et al. Spatial distribution of tuberculosis incidence in Los Angeles County[J]. BMC Public Health，2020，20(1)：1434.

[15]赵金扣，陆应昶，石平，等. 江苏省水碘分布地理信息系统的建立[J]. 中国地方病学杂志，2005，24(1)：103−106.

[16]汪旸，陈晓东. 江苏省地方性氟中毒的区域型空间自相关性研究[J]. 中国地方病学杂志，2007，26(2)：217−219.

[17]申红梅，张树彬，刘守军，等. 全国高水碘地区地理分布及高碘地区水碘等值线研究[J].中国地方病学杂志，2007，26(6)：294−296.

[18]吴成果，罗兴建，陈静，等. 基于 GIS 的重庆市儿童尿碘空间特征[J]. 公共卫生与预防医学，2012，23(4)：17−22.

[19]门佩璇，龚向东. 地理信息系统方法在性病艾滋病监测中的应用[J]. 国际皮肤性病学杂志，2013，39(5)：280−283.

[20]胡跃华，肖革新，郭莹，等.2008—2011 年中国大陆手足口病流行特征分析[J]. 中华疾病控制杂志，2014，18(8)：693−697，747.

[21]XIA J, CAI S X, ZHANG H X, et al. Spatial，temporal，and spatiotemporal analysis of malaria in Hubei Province，China from 2004—2011[J]. Malaria Journal，2015，14(1)：145−155.

[22]唐咸艳，甘文烨，徐斌，等. 广西壮族自治区 1989—2006 年流行性乙型脑炎时空动态趋势分析[J]. 中华流行病学杂志，2011，32(3)：274−278.

[23]孙海泉，肖革新，郭莹，等. 中国大陆地区 2008—2012 年丙肝流行规律及空间聚集

性分析[J]. 中国公共卫生，2014，30(3)：286–289.

[24]BIHRMANN K，NIELSEN N M，MAGYAN M，et al. Small–scale geographical variation in multiple sclerosis: A case–control study using Danish register data 1971—2013[J]. Multiple Sclerosis and Related Disorders，2018，23：40–45.

[25]FARAH C，HOSGOOD H D，HOCK J M. Spatial prevalence and associations among respiratory diseases in Maine[J]. Spatial and Spatio–temporal Epidemiology，2014，11：11–22.

[26]TEWARA M A，MBAH–FONGKIMEH P N，DAYIMU A，et al. Small–area spatial statistical analysis of malaria clusters and hotspots in Cameroon：2000—2015[J]. BMC Infectious Diseases，2018，18(1)：636–651.

第四章　克山病空间流行病学

随着空间分析技术和 GIS 不断地应用到疾病的研究领域，空间流行病学得到了长足的发展，尤其以疾病的空间描述和空间分析发展最快，目前在传染病、慢性非传染性疾病、肿瘤和地方病等众多疾病的研究中都有所应用。基于克山病地方性的特点，空间流行病学方法是十分适用于克山病研究的。然而，受早期克山病防控数据及其质量等的影响，克山病空间流行病学的基础研究在诸多方面并无重要突破。近年来，随着克山病防控数据不断完善，GIS 在克山病空间流行病学方面的应用得到了发展，同时也为克山病防控提供了更科学、精准的技术支撑和理论依据。

第一节　研究基础

受到土壤、气象气候、生物、地貌、水文地理和人文社会等因素的综合影响，克山病及与其息息相关的微量元素在空间尺度上产生空间变异，而这种空间变异不是杂乱无章的，而是随着气候、自然地理、人文社会和经济活动环境的变化而呈规律分布。这种有规律的空间变异研究有利于探索克山病与相关因素间的关系，同时对于病因、流行特点、预报监测和防治对策的制定有重要意义，也为 GIS 预测方法应用于克山病研究奠定了基础。

近年来，随着 GIS、遥感（remote sensing，RS）、全球定位系统（global positioning system，GPS）和空间统计分析方法的不断发展，空间流行病学在医学领域的应用越来越广泛，它不仅用于研究疾病或致病因素的地理分布规律，并且能够探讨疾病的发生、流行与地理环境的关系，医疗卫生服务机构设施的合理配置，卫生管理与决策，以及疾病监测措施的科学制定等。目前 3S 技术与空间分析方法相结合，已广泛用于传染病、慢性非传染性疾病、肿瘤和地方病等众多疾病及相关因素的研究中。

第二节　空间描述

克山病系统的研究和科学的防治始于新中国成立之后。近年来，多数病区省（区、市）的克山病病情已经达到控制的标准，但目前仍有部分病区的克山病病情尚未得到控制。目前，我国关于克山病的研究大多采用传统流行病学的研究方法，运用空间流行病学方法研究的不多。关于克山病空间流行病学描述性的初步研究可追溯到 20 世纪 80 年代，我国出版了《中华人民共和国地方病与环境图集》，许多克山病病区省（区、市）先后也出版了本省（区、市）的克山病地图集。之后虽然曾有学者利用 GIS 技术对克山病开展过空间流行病学的研究，但是其侧重方向仅限于单方面的研究，而且由于研究的年代较早，当时克山病防控的相关数据也不是十分完善，研究的领域都比较局限。尽管如此，先前的研究也为我们应用 GIS 技术进行克山病的空间描述奠定了基础。自 2005 年以后，随着全国克山病防控工作力度不断加大，监测范围不断扩大，到 2013 年，克山病每个病区省（区、市）一半以上的病区县都有数据，每个病区县都有两个病区乡参与监测，这为郭中影等在省级以及大部分县级空间维度对全国克山病进行空间描述提供了客观条件，其以地理信息系统技术为基础，全面、深入和动态地对 2013—2014 年的克山病病情、病因或危险因素、防控措施和防控效果进行空间描述，实现了全国克山病病情的全面、深入和动态的可视化，为探讨克山病病情空间分布的影响因素提供了科学依据。同时建立了具有防控动态属性和空间属性的克山病防控数据库，为今后克山病的防控工作提供了便利条件，为克山病防控信息系统的建立奠定了坚实的基础。随后，张晓等在省级空间维度对克山病病因硒营养指标发硒及硒蛋白 P 水平进行了空间描述，这些是分子水平的克山病病因空间流行病学研究，为克山病的精准防控和消除评估提供了可视化的科学依据。

第三节　空间分析

目前，空间流行病学分析在克山病的应用尚属于初级阶段。早期付迎春等利用 GIS 的复合叠置分析、聚类聚合分析、表面分析、数字高程模型分析和统计学分析等方法，探索了云南省克山病空间分布特征，证明了克山病分布随海拔高程变化而变化，有垂直分布规律，并有空间集聚性，克山病在坡度分布上也有集聚性。王丽新等利用 GIS 研究了环境中矿物质的空间分布与张家口克山病的关系，从病因学的角度进一步明确了硒与克山病的关系。但他们均是分析局部少量区域，而整体、大量和多因素的克山病空间分布研究不足。后来侯杰和赵苗苗等利用主成分分析法进行过全国克山病空间流行病学的分析性研究，但受当时数据质量的影响，在省级空间维度对克山病病情进行了基本的空间分析，未深入到全国病区县水平。此后，随着克山病数据质量不断完善，克山病空间流行病学分析性研究得到进一步发展，韩晓敏等从全新角度来研究和认识克山病，利用GIS的空间自相关分析和插值分析探索了2013—2014年全国县级水平慢型克山病的空间分布特征，并确定了全国慢型克山病的空间类型，通过空间回归分析寻找影响克山病病情分布的因素，确定了克山病影响因素的保护效应和危险效应，为克山病防控策略的制定提供了具有重要意义的科学依据，同时也弥补了全国克山病空间分布特征研究不足的空白，为其他地方病研究提供了参考。随后，张晓等在省级空间维度对克山病与人群硒蛋白P及发硒水平的关系开展了空间生态学研究，进行了空间自相关分析、空间插值分析和空间回归分析等，在分子水平为克山病病因和防控效果提供了空间流行病学的科学依据。

参考文献

[1]SHRESTHA S，BAUER C，HENDRICKS B，et al. Spatial epidemiology: An empirical framework for syndemics research[J]. Social Science and Medicine，2020：113352.

[2]LAWSON A B，BANERJEE S，HAINING R P，et al. Handbook of Spatial Epidemiology[M]. Los Angeles：CRC Press，2016.

[3]周晓农. 空间流行病学[M]. 北京：科学出版社，2009：43-53.

[4]ELLIOTT P. Spatial epidemiology: methods and applications[M]. New York：Oxford University Press，2000.

[5]PFEIFFER D U，ROBINSON T P，STEVENSON M，et al. Spatial Analysis in Epidemiology[M]. New York：Oxford University Press，2008.

[6]ELLIOTT P，WARTENBERG D. Spatial epidemiology: Current approaches and future challenges[J]. Environ Health Perspect，2004，112(9)：998-1006.

[7]周越，吴文良，孟凡乔，等. 土壤中硒含量、形态及有效性分析[J]. 农业资源与环境学报，2014，31(6)：527-532.

[8]李成，王战. 陕西克山病的构造环境机理初探[J]. 西北大学学报（自然科学版），2001，31(4)：329-333.

[9]李成. 中国克山病的构造环境机理研究——以陕西病区为例[D]. 西安：西北大学，2001.

[10]BOONE J D，MC GWIRE K C，OTTESON E W，et al. Remote sensing and geographic information systems: charting Sin Nombre virus infections in deer mice[J]. Emerging Infectious Diseases，2000，6(3)：248-258.

[11]STRAUSS R，PFEIFER C，ULMER H，et al. Spatial analysis of Percutaneous Transluminal Coronary Angioplasty (PTCA) in Austria[J]. European Journal of Epidemiology，1999，15(5)：45l-459.

[12]SCHOLTEN H J，DE LEPPER M J. The benefits of the application of geographical information systems in public and environmental heath[J].World health Statistics Quarterly，

1991，44(3)：160–170.

[13]LIU Y X，WANG X J，LIU Y X，et al. Detecting spatial–temporal clusters of HFMD from 2007 to 2011 in Shandong Province[J]. PLoS One，2013，8(5)：e63447.

[14]ONOZUKA D，HAGIHARA A. Geographic prediction of tuberculosis clusters in Fukuoka, Japan, using the space–time scan statistic[J]. BMC Infectious Disease，2007，7：26.

[15]CHEN H，YAN M，YANG X，et al. Spatial distribution and temporal variation of high fluoride contents in groundwater and prevalence of fluorosis in humans in Yuanmou County, Southwest China[J]. Journal of Hazardous Materials，2012：235–236，201–209.

[16]刘云霞，李士雪，薛付忠，等. 空间流行病学研究方法在结核病研究中的应用[J]. 中华预防医学杂志，2010，44(4)：351–354.

[17]高杰，张志杰，王增亮，等.2008—2010 年山东省居民饮用水碘空间分布特征分析[J]. 中华预防医学杂志，2013，47(1)：18–22.

[18]汪旸，陈晓东. 江苏省地方性氟中毒的区域型空间自相关性研究[J]. 中国地方病学杂志，2007，26(2)：217–219.

[19]申红梅，张树彬，刘守军，等. 全国高水碘地区地理分布及高碘地区水碘等值线研究[J].中国地方病学杂志，2007，26(6)：294–296.

[20]张文静，边建朝，云中杰，等. 山东省菏泽市水氟空间分布特征的反距离加权插值法分析[J]. 中华地方病学杂志，2014，33(2)：178–181.

[21]马家奇，徐成，戚晓鹏，等. 空间插值分析方法在鼠密度监测中的应用[J]. 中国地方病学杂志，2007，26(3)：340–342.

[22]赵金扣，陆应昶，石平，等. 江苏省水碘分布地理信息系统的建立[J]. 中国地方病学杂志，2005，24(1)：103–106.

[23]唐新元，王国钧，李勇，等. 青海省地方病多病种综合地理信息系统的建立[J].中国地方病学杂志，2010，29(6)：687–689.

[24]许碧云，陈炳为，倪宗瓒，等. 利用空间自回归模型分析儿童尿碘的变异[J]. 卫生研究，2004，33(5)：578–580.

[25]吴成果，罗兴建，陈静，等. 基于 GIS 的重庆市儿童尿碘空间特征[J]. 公共卫生与预防医学，2012，23(4)：17–22.

[26]中华人民共和国地方病与环境图集编纂委员会. 中华人民共和国地方病与环境图集[M]. 北京：科学出版社，1989：70–71.

[27]付迎春. 基于 GIS 的云南省地方病（克山病）空间分布研究[D]. 昆明：昆明理工大学，2003.

[28]王丽新. 基于 GIS 的克山病地理环境分析[D]. 北京：首都师范大学，2007.

[29]侯杰. GIS 系统在 1990—2007 年克山病监测数据分析中的应用[D]. 哈尔滨：哈尔滨医科大学，2008.

[30]赵苗苗，侯杰，王铜. 基于地理信息系统的克山病病情综合评估[J]. 中国地方病学杂志，2012，31(4)：437–440.

[31]郭中影，王铜，韩晓敏，等. 中国克山病防控的描述性空间流行病学研究[J]. 中华地方病学杂志，2018，37(3)：235–238.

[32]ZHANG X，WANG T，LI S E，et al. A Spatial ecology study of Keshan disease and hair Selenium[J]. Biological Trace Element Research，2019，189(2)：370–378.

[33]ZHANG X，WANG T，LI S E, et al. A spatial ecological study of selenoprotein P and Keshan disease[J]. Journal of Trace Element Medicine Biology，2019，51：150–158.

[34]韩晓敏，王铜，郭中影，等. 全国慢型克山病空间分布特征分析[J]. 中华地方病学杂志，2018，37 (4)：301–305.

第五章 克山病病情

运用空间流行病学的方法，对克山病的病区范围、病区人口及患病人数和患病率等病情指标开展空间描述，将病情指标可视化，为进一步探讨病情影响因素及制定精准防控策略提供科学依据。

第一节 克山病病区范围

克山病病区范围覆盖黑、吉、辽、蒙、冀、豫、鲁、晋、陕、甘、川、滇、鄂、黔、渝和藏共 16 个病区省（区、市），328 个病区县，2 641 个病区乡，30 536 个病区村，其病区省（区、市）和病区县分布详见图 5-1-1 及表 5-1-1。

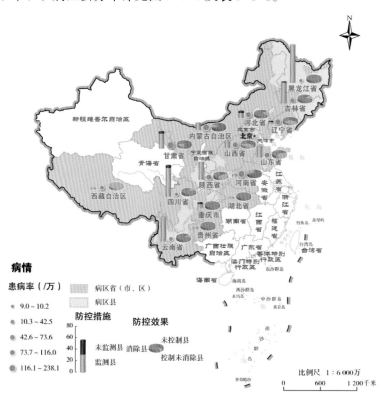

审图号：GS 黑（2022）67 号

图 5-1-1 克山病病区空间分布

表 5-1-1 克山病病区范围

病区省（区、市）	病区县（市、区、旗）
河北	赤城、崇礼、丰宁、沽源、怀来、康保、隆化、尚义、围场、张北、涿鹿
山西	安泽、大宁、浮山、广灵、吉县、交口、蒲县、沁源、石楼、隰县、永和
内蒙古	阿荣、多伦、鄂伦春、喀喇沁、克什克腾、莫力达瓦、宁城、松山、太仆寺、翁牛特、扎赉特、扎兰屯
辽宁	桓仁、清原、西丰、新宾、东港
吉林	安图、船营、东昌、东丰、东辽、敦化、二道江、二道、丰满、抚松、和龙、桦甸、珲春、辉南、浑江、集安、江源、蛟河、靖宇、梨树、临江、柳河、龙井、龙山、龙潭、梅河口、磐石、舒兰、双阳、通化、图们、汪清、西安、延吉、伊通、永吉、长白
黑龙江	阿城、爱辉、安达、巴彦、拜泉、宝清、北安、宾县、勃利、滴道、东宁、东山、杜蒙、方正、富锦、富裕、甘南、海林、海伦、呼玛、虎林、桦川、桦南、鸡东、集贤、嘉荫、克东、克山、兰西、林甸、林口、岭东、龙江、麻山、梅里斯、密山、明水、木兰、穆棱、讷河、嫩江、宁安、茄子河、青冈、庆安、饶河、萨尔图、尚志、四方台、绥滨、绥芬河、绥棱、孙吴、塔河、汤原、桃山、铁力、通河、五常、五大连池、逊克、延寿、依安、依兰、肇东
山东	安丘、岱岳、莒南、莒县、岚山、临朐、蒙阴、平邑、青州、曲阜、山亭、泗水、滕州、五莲、新泰、沂水、沂源、邹城
河南	灵宝、卢氏、洛宁
湖北	利川
重庆	垫江、丰都、涪陵、开州、梁平、石柱、万州、长寿、忠县
四川	安岳、宝兴、布拖、达川、大竹、德昌、东兴、峨边、峨眉山、甘洛、汉源、洪雅、会东、会理、犍为、简阳、剑阁、金阳、九龙、乐至、雷波、理县、利州、邻水、芦山、马边、茂县、美姑、米易、冕宁、名山、沐川、南江、宁南、普格、青川、渠县、仁和、石棉、天全、通川、万源、威远、汶川、西昌、喜德、宣汉、盐边、雁江、荥经、雨城、越西、昭化、昭觉
贵州	威宁
云南	安宁、宾川、崇明、楚雄、大理、大姚、峨山、洱源、富民、个旧、鹤庆、红塔、会泽、剑川、晋宁、梁河、鲁甸、禄丰、禄劝、弥渡、牟定、南华、盘龙、麒麟、双柏、绥江、腾冲、通海、巍山、五华、武定、祥云、寻甸、漾濞、姚安、永平、永仁、永善、永胜、元谋、云龙、昭阳
西藏	堆龙德庆
陕西	安塞、宝塔、彬县、淳化、凤县、凤翔、富县、甘泉、华州、黄陵、黄龙、礼泉、麟游、陇县、洛川、洛南、岐山、千阳、乾县、商州、王益、旬邑、耀州、宜川、宜君、印台、永寿、长武、志丹
甘肃	成县、崇信、宕昌、甘谷、合水、华池、华亭、徽县、泾川、静宁、崆峒、礼县、两当、灵台、麦积、岷县、宁县、秦安、秦州、清水、庆城、武都、西峰、西和、张家川、镇原、正宁、庄浪

第二节 克山病病区人口

在克山病病区中，县级病区人口为 13 377.4 万，乡级病区人口为 5 585.2 万，村级病区人口为 2 945.3 万，其在各病区省（区、市）的县级、乡级、村级具体分布详见表 5-2-1。克山病的真正受威胁人群为农业人口，即仍有 2 945.3 万人受克山病的威胁，其中，四川、黑龙江、吉林等病区省（区、市）的受威胁人口较多，湖北、贵州、西藏等病区省（区、市）的受威胁人口较少。

表 5-2-1 克山病各级病区人口分布

省（区、市）	病区人口/万		
	县级	乡级	村级
河北	351.1	82.7	24.0
山西	125.4	23.7	5.6
内蒙古	415.1	125.8	101.5
辽宁	113.7	94.4	85.2
吉林	1 263.0	670.1	556.3
黑龙江	2 284.3	555.5	223.1
山东	1 658.1	1 129.5	197.3
河南	164.9	56.1	29.4
湖北	90.3	7.1	0.4
重庆	809.8	436.7	209.1
四川	2 538.9	848.3	620.1
贵州	145.4	27.9	5.1

省（区、市）	病区人口/万		
	县级	乡级	村级
云南	1 567.4	743.8	327.4
西藏	4.9	0.9	0.3
陕西	769.9	312.4	271.2
甘肃	1 075.2	470.3	289.3
合计	13 377.4	5 585.2	2 945.3

第三节　克山病监测点患病人数及患病率

一、全国克山病监测点患病人数及患病率

自 1990 年开展克山病监测以来，截止到 2014 年，全国共监测克山病病区居民 722 782 人，在各监测点共检出潜在型、慢型克山病患病人数共 12 567 人，总患病率 173.9/万，其中，慢型克山病 2 351 人，患病率 32.5/万，潜在型 10 216 人，患病率 141.3/万。

1. 1990—1994 年全国克山病监测点患病人数及患病率

1990—1994 年共监测克山病病区居民 38 592 人，共查出克山病患者 1 620 人，克山病患病率为 419.8/万，其中，慢型克山病和潜在型克山病患病人数无具体数据，故未计算。监测点患病人数和患病率较高的病区省（区、市）为云南、内蒙古、陕西、河北，其监测结果见表 5-3-1。

表 5-3-1　1990—1994 年克山病监测点监测结果

监测 省（区、市）	监测 人数	病例 人数	患病率/ （/万）
河北	2 881	229	794.9
山西	579	35	604.5
内蒙古	4 359	304	697.4
辽宁	8 648	119	137.6
吉林	2 209	50	226.3
黑龙江	2 332	96	411.7
山东	5 785	152	262.7
四川	1 659	9	54.2
云南	5 923	390	658.5
陕西	4 217	236	559.6
合计	38 592	1 620	419.8

2. 1995 年全国克山病监测点患病人数及患病率

1995 年共监测克山病病区居民 11 227 人，共查出克山病患者人数为 511 人，克山病患病率为 455.2/万，其中，慢型克山病患者 106 人，患病率为 94.4/万，潜在型克山病患者 405 人，患病率为 360.7/万。监测点患病人数较多的病区省（区、市）是甘肃、内蒙古、河北、山西，患病率较高的病区省（区、市）为甘肃、河北、内蒙古。其监测结果见表 5-3-2。

表 5-3-2　1995 年克山病监测点监测结果

监测省（区、市）	监测人数	慢型		潜在型		患病总人数	总患病率/（/万）
		人数	患病率/（/万）	人数	患病率/（/万）		
河北	549	12	218.6	45	819.7	57	1 038.3
山西	847	20	236.1	32	377.8	52	613.9
内蒙古	1 132	33	291.5	37	326.9	70	618.4
辽宁	306	2	65.4	4	130.7	6	196.1
吉林	537	11	204.8	15	279.3	26	484.2
黑龙江	826	4	48.4	14	169.5	18	217.9
山东	1 452	2	13.8	25	172.2	27	186.0
河南	566	6	106.0	11	194.3	17	300.4
湖北	416	0	0	11	264.4	11	264.4
四川	1 646	7	42.5	37	224.8	44	267.3
云南	1 257	1	8.0	20	159.1	21	167.1
陕西	989	1	10.1	49	495.5	50	505.6
甘肃	704	7	99.4	105	1 491.5	112	1 590.9
合计	11 227	106	94.4	405	360.7	511	455.2

3. 1997 年全国克山病监测点患病人数及患病率

1997 年共监测克山病病区居民 17 069 人，共查出克山病患者 460 人，克山病患病率为 269.5/万，其中，慢型克山病患者 81 人，患病率为 47.5/万，潜在型克山病患者 379 人，患病率为 222.0/万。其中，监测点患病人数较多的病区省（区、市）为甘肃、内蒙古、山西、黑龙江，患病率较高的病区省（区、市）是甘肃、内蒙古、山西、河南、陕西。其监测结果见表5-3-3。

表 5-3-3　1997 年克山病监测点监测结果

监测省(区、市)	监测人数	慢型		潜在型		患病总人数	总患病率/(/万)
		人数	患病率/(/万)	人数	患病率/(/万)		
河北	713	8	112.2	4	56.1	12	168.3
山西	933	17	182.2	40	428.7	57	610.9
内蒙古	912	14	153.5	48	526.3	62	679.8
辽宁	310	2	64.5	4	129.0	6	193.5
吉林	574	7	122.0	7	122.0	14	243.9
黑龙江	1 565	11	70.3	42	268.4	53	338.7
山东	1 207	2	16.6	33	273.4	35	290.0
河南	356	4	112.4	14	393.3	18	505.6
湖北	435	0	0	10	229.9	10	229.9
四川	1 054	3	28.5	16	151.8	19	180.3
云南	6 906	3	4.3	23	33.3	26	37.6
陕西	912	3	32.9	37	405.7	40	438.6
甘肃	1 192	7	58.7	101	847.3	108	906.0
合计	17 069	81	47.5	379	222.0	460	269.5

4. 1999年全国克山病监测点患病人数及患病率

1999年共监测克山病病区居民12 190人，共查出克山病患者523人，克山病患病率为429.0/万，其中，慢型克山病患者73人，患病率为59.9/万，潜在型克山病患者450人，患病率为369.2/万。其中，监测点患病人数较多的病区省（区、市）是甘肃、陕西、内蒙古，患病率较高的病区省（区、市）是甘肃、河北、陕西、山西、内蒙古。其监测结果见表5-3-4。

表5-3-4 1999年克山病监测点监测结果

| 监测省（区、市） | 监测人数 | 慢型 | | 潜在型 | | 患病总人数 | 总患病率/（/万） |
		人数	患病率/（/万）	人数	患病率/（/万）		
河北	563	7	124.3	37	657.2	44	781.5
山西	944	11	116.5	43	455.5	54	572.0
内蒙古	1 401	17	121.3	62	442.5	79	563.9
辽宁	253	2	79.1	5	197.6	7	276.7
吉林	406	4	98.5	12	295.6	16	394.1
黑龙江	1 262	4	31.7	24	190.2	28	221.9
山东	1 252	3	24.0	26	207.7	29	231.6
河南	341	3	88.0	11	322.6	14	410.6
湖北	435	0	0	4	92.0	4	92.0
四川	1 297	3	23.1	16	123.4	19	146.5
云南	1 118	4	35.8	22	196.8	26	232.6
陕西	1 656	7	42.3	94	567.6	101	609.9
甘肃	1 262	8	63.4	94	744.8	102	808.2
合计	12 190	73	59.9	450	369.2	523	429.0

5. 2000 年全国克山病监测点患病人数及患病率

2000 年共监测克山病病区居民 8 741 人，共查出克山病患者 442 人，克山病患病率为 505.7/万，其中，慢型克山病患者 78 人，患病率为 89.2/万，潜在型克山病患者 364 人，患病率为 416.4/万。其中，监测点患病人数较多的病区省（区、市）是陕西、山西、河北、内蒙古，患病率较高的病区省（区、市）是河北、陕西、山西、甘肃、内蒙古。其监测结果见表 5-3-5。

表 5-3-5　2000 年克山病监测点监测结果

监测省（区、市）	监测人数	慢型		潜在型		患病总人数	总患病率/（/万）
		人数	患病率/（/万）	人数	患病率/（/万）		
河北	591	14	236.9	39	659.9	53	896.8
山西	910	11	120.9	48	527.5	59	648.4
内蒙古	821	11	134.0	38	462.9	49	596.8
辽宁	415	5	120.5	11	265.1	16	385.5
吉林	538	10	185.9	18	334.6	28	520.4
黑龙江	817	7	85.7	22	269.3	29	355.0
山东	1 049	2	19.1	35	333.7	37	352.7
河南	354	4	113.0	8	226.0	12	339.0
四川	877	1	11.4	4	45.6	5	57.0
陕西	1 628	8	49.1	99	608.1	107	657.2
甘肃	741	5	67.5	42	566.8	47	634.3
合计	8 741	78	89.2	364	416.4	442	505.7

6. 2001 年全国克山病监测点患病人数及患病率

2001 年共监测克山病病区居民 10 054 人，共查出克山病患者 536 人，克山病患病率为 533.1/万，其中，慢型克山病患者 110 人，患病率为 109.4/万，潜在型克山病患者 426 人，患病率为 423.7/万。其中，监测点患病人数较多的病区省（区、市）是甘肃、山西、陕西、内蒙古、黑龙江，患病率较高的病区省（区、市）是吉林、甘肃、山西。其监测结果见表 5-3-6。

表 5-3-6　2001 年克山病监测点监测结果

监测省（区、市）	监测人数	慢型		潜在型		患病总人数	总患病率/（/万）
		人数	患病率/（/万）	人数	患病率/（/万）		
河北	578	9	155.7	15	259.5	24	415.2
山西	621	15	241.5	54	869.6	69	1 111.1
内蒙古	1 015	17	167.5	47	463.1	64	630.5
辽宁	426	1	23.5	25	586.9	26	610.3
吉林	124	7	564.5	18	1 451.6	25	2 016.1
黑龙江	995	20	201.0	38	381.9	58	582.9
山东	949	21	221.3	22	231.8	43	453.1
河南	354	4	113.0	5	141.2	9	254.2
湖北	416	0	0	24	576.9	24	576.9
四川	1 034	0	0	0	0	0	0
贵州	280	1	35.7	8	285.7	9	321.4
云南	1 071	0	0	14	130.7	14	130.7
陕西	1 612	7	43.4	60	372.2	67	415.6
甘肃	579	8	138.2	96	1 658.0	104	1 796.2
合计	10 054	110	109.4	426	423.7	536	533.1

7. 2002年全国克山病监测点患病人数及患病率

2002年共监测克山病病区居民9 083人，共查出克山病患者493人，克山病患病率为542.8/万，其中，慢型克山病患者86人，患病率为94.7/万，潜在型克山病患者407人，患病率为448.1/万。其中，监测点患病人数较多的病区省（区、市）是甘肃、陕西、山西、内蒙古，患病率较高的病区省（区、市）是河北、甘肃、山西、陕西。其监测结果见表5-3-7。

表5-3-7 2002年克山病监测点监测结果

监测省（区、市）	监测人数	慢型		潜在型		患病总人数	总患病率/（/万）
		人数	患病率/（/万）	人数	患病率/（/万）		
河北	330	27	818.2	16	484.8	43	1 303.0
山西	724	11	151.9	44	607.7	55	759.7
内蒙古	808	12	148.5	36	445.5	48	594.1
辽宁	510	1	19.6	23	451.0	24	470.6
吉林	429	5	116.6	18	419.6	23	536.1
黑龙江	700	9	128.6	23	328.6	32	457.1
山东	875	3	34.3	34	388.6	37	422.9
河南	381	5	131.2	9	236.2	14	367.5
四川	502	0	0	6	119.5	6	119.5
云南	1 083	2	18.5	6	55.4	8	73.9
陕西	1 531	5	32.7	93	607.4	98	640.1
甘肃	1 210	6	49.6	99	818.2	105	867.8
合计	9 083	86	94.7	407	448.1	493	542.8

8. 2003年全国克山病监测点患病人数及患病率

2003年共监测克山病病区居民28 343人，共查出克山病患者575人，克山病患病率为202.9/万，其中，慢型克山病患者115人，患病率为40.6/万，潜在型克山病患者460人，患病率为162.3/万。其中，监测点患病人数较多的病区省（区、市）是陕西、甘肃、内蒙古，患病率较高的病区省（区、市）是河北，其他病区省（区、市）的患病率均处于较低水平。其监测结果见表5-3-8。

表5-3-8　2003年克山病监测点监测结果

监测省（区、市）	监测人数	慢型		潜在型		患病总人数	总患病率/（/万）
		人数	患病率/（/万）	人数	患病率/（/万）		
河北	35	11	3 142.9	19	5 428.6	30	8 571.4
山西	825	0	0	0	0	0	0
内蒙古	1 151	14	121.6	49	425.7	63	547.4
辽宁	451	1	22.2	20	443.5	21	465.6
吉林	937	17	181.4	37	394.9	54	576.3
黑龙江	715	0	0	3	42.0	3	42.0
山东	732	0	0	1	13.7	1	13.7
河南	349	5	143.3	9	257.9	14	401.1
四川	7 494	0	0	15	20.0	15	20.0
云南	5 910	8	13.5	43	72.8	51	86.3
陕西	4 078	17	41.7	147	360.5	164	402.2
甘肃	5 666	42	74.1	117	206.5	159	280.6
合计	28 343	115	40.6	460	162.3	575	202.9

9. 2004 年全国克山病监测点患病人数及患病率

2004 年共监测克山病病区居民 26 820 人，共查出克山病患者 661 人，克山病患病率为 246.5/万，其中，慢型克山病患者 129 人，患病率为 48.1/万，潜在型克山病患者 532 人，患病率为 198.4/万。其中，监测点患病人数较多的病区省（区、市）是陕西、甘肃、内蒙古，患病率较高的病区省（区、市）是河北、内蒙古、甘肃、陕西。其监测结果见表 5-3-9。

表 5-3-9　2004 年克山病监测点监测结果

| 监测省（区、市） | 监测人数 | 慢型 | | 潜在型 | | 患病总人数 | 总患病率/（/万） |
		人数	患病率/（/万）	人数	患病率/（/万）		
河北	509	6	117.9	32	628.7	38	746.6
山西	496	0	0	0	0	0	0
内蒙古	1 490	20	134.2	82	550.3	102	684.6
辽宁	1 425	7	49.1	51	357.9	58	407.0
吉林	1 560	12	76.9	41	262.8	53	339.7
黑龙江	440	0	0	0	0	0	0
山东	732	0	0	0	0	0	0
河南	517	4	77.4	9	174.1	13	251.5
湖北	401	0	0	1	24.9	1	24.9
四川	7 006	0	0	16	22.8	16	22.8
云南	5 986	4	6.7	45	75.2	49	81.9
陕西	3 914	22	56.2	174	444.6	196	500.8
甘肃	2 344	54	230.4	81	345.6	135	575.9
合计	26 820	129	48.1	532	198.4	661	246.5

10. 2005 年全国克山病监测点患病人数及患病率

2005 年共监测克山病病区居民 23 131 人，共查出克山病患者 674 人，克山病患病率为 291.4/万，其中，慢型克山病患者 123 人，患病率为 53.2/万，潜在型克山病患者 551 人，患病率为 238.2/万。其中，监测点患病人数较多的病区省（区、市）是甘肃、陕西、内蒙古、四川、云南，患病率较高的病区省（区、市）是湖北，其他病区省（区、市）的患病率均处于较低水平。其监测结果见表 5-3-10。

表 5-3-10　2005 年克山病监测点监测结果

监测省（区、市）	监测人数	慢型		潜在型		患病总人数	总患病率/(/万)
		人数	患病率/(/万)	人数	患病率/(/万)		
河北	501	7	139.7	16	319.4	23	459.1
山西	750	0	0.0	0	0	0	0
内蒙古	1 537	20	130.1	55	357.8	75	488.0
辽宁	944	2	21.2	30	317.8	32	339.0
吉林	1 230	7	56.9	47	382.1	54	439.0
黑龙江	440	0	0	0	0	0	0
山东	1 068	2	18.7	35	327.7	37	346.4
河南	549	2	36.4	12	218.6	14	255.0
湖北	34	14	4 117.6	20	5 882.4	34	10 000.0
四川	3 898	2	5.1	71	182.1	73	187.3
云南	5 656	9	15.9	52	91.9	61	107.9
陕西	1 589	28	176.2	70	440.5	98	616.7
甘肃	4 935	30	60.8	143	289.8	173	350.6
合计	23 131	123	53.2	551	238.2	674	291.4

11. 2006 年全国克山病监测点患病人数及患病率

2006 年共监测克山病病区居民 13 090 人，共查出克山病患者 373 人，克山病患病率为 285.0/万，其中，慢型克山病患者 78 人，患病率为 59.6/万，潜在型克山病患者 295 人，患病率为 225.4/万。其中，监测点患病人数较多的病区省（区、市）是内蒙古、陕西、云南、四川，除湖北、河南、云南等病区省（区、市）患病率较低外，其他病区省（区、市）患病率均较高。其监测结果见表 5-3-11。

表 5-3-11　2006 年克山病监测点监测结果

监测省（区、市）	监测人数	慢型		潜在型		患病总人数	总患病率/（/万）
		人数	患病率/（/万）	人数	患病率/（/万）		
河北	521	12	230.3	20	383.9	32	614.2
山西	275	2	72.7	15	545.5	17	618.2
内蒙古	1 126	15	133.2	49	435.2	64	568.4
辽宁	466	2	42.9	27	579.4	29	622.3
吉林	756	8	105.8	27	357.1	35	463.0
黑龙江	432	4	92.6	6	138.9	10	231.5
河南	532	2	37.6	4	75.2	6	112.8
湖北	448	0	0	0	0	0	0
四川	1 672	12	71.8	32	191.4	44	263.2
云南	5 130	7	13.6	40	78.0	47	91.6
陕西	1 103	7	63.5	52	471.4	59	534.9
甘肃	629	7	111.3	23	365.7	30	476.9
合计	13 090	78	59.6	295	225.4	373	285.0

12. 2007 年全国克山病监测点患病人数及患病率

2007 年共监测克山病病区居民 18 280 人，共查出克山病患者 584 人，克山病患病率为 319.5/万，其中，慢型克山病患者 119 人，患病率为 65.1/万，潜在型克山病患者 465 人，患病率为 254.4/万。其中，监测点患病人数较多的病区省（区、市）是内蒙古、山东、陕西，除重庆、云南等病区省（区、市）患病率较低外，其他病区省（区、市）患病率均较高。其监测结果见表 5-3-12。

表 5-3-12 2007 年克山病监测点监测结果

监测省（区、市）	监测人数	慢型		潜在型		患病总人数	总患病率/（/万）
		人数	患病率/（/万）	人数	患病率/（/万）		
河北	831	18	216.6	19	228.6	37	445.2
山西	662	5	75.5	38	574.0	43	649.5
内蒙古	2 079	21	101.0	74	355.9	95	457.0
辽宁	838	8	95.5	47	560.9	55	656.3
吉林	863	7	81.1	34	394.0	41	475.1
黑龙江	787	11	139.8	13	165.2	24	305.0
山东	1 767	5	28.3	68	384.8	73	413.1
河南	889	3	33.7	15	168.7	18	202.5
湖北	863	7	81.1	21	243.3	28	324.4
重庆	800	0	0	0	0	0	0
四川	2 454	5	20.4	21	85.6	26	105.9
贵州	805	2	24.8	11	136.6	13	161.5
云南	1 693	8	47.3	2	11.8	10	59.1

监测省（区、市）	监测人数	慢型		潜在型		患病总人数	总患病率/（/万）
		人数	患病率/（/万）	人数	患病率/（/万）		
陕西	2 189	9	41.1	62	283.2	71	324.3
甘肃	760	10	131.6	40	526.3	50	657.9
合计	18 280	119	65.1	465	254.4	584	319.5

13. 2008 年全国克山病监测点患病人数及患病率

2008 年共监测克山病病区居民 101 127 人，共查出克山病患者 2 237 人，克山病患病率为 221.2/万，其中，慢型克山病患者 505 人，患病率为 49.9/万，潜在型克山病患者 1 732 人，患病率为 171.3/万。其中，监测点患病人数较多的病区省（区、市）是内蒙古、甘肃、山东、吉林，除云南、重庆、贵州、陕西、四川等病区省（区、市）患病率较低外，其他病区省（区、市）患病率均较高。其监测结果见表 5-3-13。

表 5-3-13   2008 年克山病监测点监测结果

监测省（区、市）	监测人数	慢型		潜在型		患病总人数	总患病率/（/万）
		人数	患病率/（/万）	人数	患病率/（/万）		
河北	3 529	25	70.8	95	269.2	120	340.0
山西	1 623	0	0	99	610.0	99	610.0
内蒙古	12 076	94	77.8	283	234.3	377	312.2
辽宁	2 457	11	44.8	57	232.0	68	276.8
吉林	9 366	82	87.6	204	217.8	286	305.4
黑龙江	10 093	113	112.0	106	105.0	219	217.0

监测省（区、市）	监测人数	慢型		潜在型		患病总人数	总患病率/（/万）
		人数	患病率/（/万）	人数	患病率/（/万）		
山东	10 530	30	28.5	284	269.7	314	298.2
河南	1 113	10	89.8	20	179.7	30	269.5
湖北	1 235	0	0	39	315.8	39	315.8
重庆	5 354	14	26.1	15	28.0	29	54.2
四川	11 823	69	58.4	82	69.4	151	127.7
贵州	1 002	0	0	7	69.9	7	69.9
云南	9 821	2	2.0	32	32.6	34	34.6
陕西	10 236	16	15.6	100	97.7	116	113.3
甘肃	10 869	39	35.9	309	284.3	348	320.2
合计	101 127	505	49.9	1 732	171.3	2 237	221.2

14. 2009 年全国克山病监测点患病人数及患病率

2009 年共监测克山病病区居民 48 457 人，共查出克山病患者 1 004 人，克山病患病率为 207.2/万，其中，慢型克山病患者 252 人，患病率为 52.0/万，潜在型克山病患者 752 人，患病率为 155.2/万。其中，监测点患病人数较多的病区省（区、市）是甘肃，患病率较高的病区省（区、市）是甘肃、河北、内蒙古、山东。其监测结果见表 5-3-14。

表 5-3-14　2009 年克山病监测点监测结果

监测省（区、市）	监测人数	慢型		潜在型		患病总人数	总患病率/（/万）
		人数	患病率/（/万）	人数	患病率/（/万）		
河北	967	6	62.0	35	361.9	41	424.0
山西	1 700	0	0	0	0	0	0
内蒙古	2 578	18	69.8	81	314.2	99	384.0
辽宁	888	5	56.3	8	90.1	13	146.4
吉林	3 361	15	44.6	49	145.8	64	190.4
黑龙江	4 204	10	23.8	9	21.4	19	45.2
山东	2 538	14	55.2	77	303.4	91	358.6
河南	934	5	53.5	17	182.0	22	235.5
重庆	1 683	8	47.5	0	0	8	47.5
四川	11 672	29	24.8	60	51.4	89	76.3
云南	6 206	12	19.3	38	61.2	50	80.6
陕西	3 380	11	32.5	37	109.5	48	142.0
甘肃	8 346	119	142.6	341	408.6	460	551.2
合计	48 457	252	52.0	752	155.2	1 004	207.2

15. 2010 年全国克山病监测点患病人数及患病率

2010 年共监测克山病病区居民 42 422 人，共查出克山病患者 665 人，克山病患病率为 156.8/万，其中，慢型克山病患者 99 人，患病率为 23.3/万，潜在型克山病患者 566 人，患病率为 133.4/万。其中，监测点患病人数较多的病区省（区、市）是甘肃，其次为内蒙古、山西、吉林，患病率较高的病区省（区、市）是甘肃、内蒙古、山西、河北。其监测结果见表 5-3-15。

表 5-3-15　2010 年克山病监测点监测结果

监测省（区、市）	监测人数	慢型		潜在型		患病总人数	总患病率/（/万）
		人数	患病率/（/万）	人数	患病率/（/万）		
河北	886	4	45.1	18	203.2	22	248.3
山西	1 672	3	17.9	45	269.1	48	287.1
内蒙古	2 523	17	67.4	65	257.6	82	325.0
辽宁	858	4	46.6	5	58.3	9	104.9
吉林	3 423	7	20.4	41	119.8	48	140.2
黑龙江	4 806	6	12.5	8	16.6	14	29.1
山东	2 527	11	43.5	21	83.1	32	126.6
河南	884	4	45.2	5	56.6	9	101.8
重庆	1 683	5	29.7	0	0	5	29.7
四川	7 654	0	0	14	18.3	14	18.3
云南	6 017	4	6.6	27	44.9	31	51.5
陕西	3 361	3	8.9	22	65.5	25	74.4
甘肃	6 128	31	50.6	295	481.4	326	532.0
合计	42 422	99	23.3	566	133.4	665	156.8

16. 2011 年全国克山病监测点患病人数及患病率

2011 年共监测克山病病区居民 39 917 人，共查出克山病患者 487 人，克山病患病率为 122.0/万，其中，慢型克山病患者 114 人，患病率为 28.6/万，潜在型克山病患者 373 人，患病率为 93.4/万。其中，监测点患病人数和患病率较多的病区省（区、市）是甘肃，其次为内蒙古、四川、山东、河北。其监测结果见表 5-3-16。

表 5-3-16　2011 年克山病监测点监测结果

监测省（区、市）	监测人数	慢型		潜在型		患病总人数	总患病率/（/万）
		人数	患病率/（/万）	人数	患病率/（/万）		
河北	1 692	6	35.5	21	124.1	27	159.6
山西	1 265	3	23.7	0	0.0	3	23.7
内蒙古	2 524	15	59.4	53	210.0	68	269.4
辽宁	870	2	23.0	4	46.0	6	69.0
吉林	3 323	2	6.0	5	15.0	7	21.1
黑龙江	5 040	5	9.9	2	4.0	7	13.9
山东	2 528	3	11.9	32	126.6	35	138.4
河南	944	5	53.0	0	0.0	5	53.0
重庆	1 687	6	35.6	3	17.8	9	53.3
四川	5 111	19	37.2	19	37.2	38	74.3
云南	6 022	3	5.0	22	36.5	25	41.5
陕西	3 427	14	40.9	0	0.0	14	40.9
甘肃	5 484	31	56.5	212	386.6	243	443.1
合计	39 917	114	28.6	373	93.4	487	122.0

17. 2012 年全国克山病监测点患病人数及患病率

2012 年共监测克山病病区居民 61 552 人，共查出克山病患者 503 人，克山病患病率为 81.7/万，其中，慢型克山病患者 63 人，患病率为 10.2/万，潜在型克山病患者 440 人，患病率为 71.5/万。其中，监测点患病人数较多的病区省（区、市）是甘肃，其次为山西、山东、内蒙古，患病率较高的病区省（区、市）是甘肃、山西、山东、内蒙古。其监测结果见表 5-3-17。

表 5-3-17　2012 年克山病监测点监测结果

监测省（区、市）	监测人数	慢型		潜在型		患病总人数	总患病率/（/万）
		人数	患病率/（/万）	人数	患病率/（/万）		
河北	2 411	0	0	6	24.9	6	24.9
山西	2 443	8	32.7	40	163.7	48	196.5
内蒙古	4 100	13	31.7	26	63.4	39	95.1
辽宁	836	0	0	3	35.9	3	35.9
吉林	5 110	0	0	4	7.8	4	7.8
黑龙江	7 363	2	2.7	17	23.1	19	25.8
山东	4 221	6	14.2	39	92.4	45	106.6
河南	911	2	22.0	3	32.9	5	54.9
重庆	2 484	2	8.1	0	0	2	8.1
四川	11 297	1	0.9	4	3.5	5	4.4
云南	8 283	3	3.6	28	33.8	31	37.4
陕西	5 000	2	4.0	36	72.0	38	76.0
甘肃	7 093	24	33.8	234	329.9	258	363.7
合计	61 552	63	10.2	440	71.5	503	81.7

18. 2013 年全国克山病监测点患病人数及患病率

2013 年共监测克山病病区居民 106 444 人，共查出克山病患者 866 人，克山病患病率为 81.4/万，其中，慢型克山病患者 114 人，患病率为 10.7/万，潜在型克山病患者 752 人，患病率为 70.6/万。其中，监测点患病人数较多的病区省（区、市）是甘肃、陕西、内蒙古、山西，患病率较高的病区省（区、市）是甘肃、山西、内蒙古、河南。其监测结果见表 5-3-18。

表 5-3-18 2013 年克山病监测点监测结果

监测省（区、市）	监测人数	慢型		潜在型		患病总人数	总患病率/（/万）
		人数	患病率/（/万）	人数	患病率/（/万）		
河北	383	0	0	2	52.2	2	52.2
山西	3 538	11	31.1	69	195.0	80	226.1
内蒙古	4 154	14	33.7	71	170.9	85	204.6
辽宁	1 667	1	6.0	11	66.0	12	72.0
吉林	12 562	5	4.0	48	38.2	53	42.2
黑龙江	20 371	29	14.2	0	0	29	14.2
山东	5 907	0	0	73	123.6	73	123.6
河南	2 536	8	31.5	34	134.1	42	165.6
湖北	452	0	0	0	0	0	0
重庆	2 434	0	0	0	0	0	0
四川	19 954	4	2.0	18	9.0	22	11.0
贵州	807	0	0	0	0	0	0
云南	13 916	5	3.6	13	9.3	18	12.9
陕西	10 624	13	12.2	144	135.5	157	147.8

监测 省（区、市）	监测 人数	慢型		潜在型		患病 总人数	总患病 率/（/万）
		人数	患病率/（万）	人数	患病率/（万）		
甘肃	7 139	24	33.6	269	376.8	293	410.4
合计	106 444	114	10.7	752	70.6	866	81.4

19. 2014 年全国克山病监测点患病人数及患病率

2014 年共监测克山病病区居民 173 272 人，共查出克山病患者 712 人，克山病患病率为 41.1/万，其中，慢型克山病患者 136 人，患病率为 7.8/万，潜在型克山病患者 576 人，患病率为 33.2/万。其中，监测点患病人数较多的病区省（区、市）是甘肃、山东、吉林、陕西、内蒙古，患病率较高的病区省（区、市）是甘肃、内蒙古、山东、河北、陕西。其监测结果见表 5-3-19。

表 5-3-19　2014 年克山病监测点监测结果

监测 省（区、市）	监测 人数	慢型		潜在型		患病总 人数	总患病 率/（/万）
		人数	患病率/（万）	人数	患病率/（万）		
河北	5 528	4	7.2	29	52.5	33	59.7
山西	5 942	7	11.8	23	38.7	30	50.5
内蒙古	5 772	19	32.9	48	83.2	67	116.1
辽宁	1 730	4	23.1	9	52.0	13	75.1
吉林	18 757	12	6.4	68	36.3	80	42.7
黑龙江	33 809	20	5.9	0	0	20	5.9
山东	10 261	15	14.6	85	82.8	100	97.5

监测省（区、市）	监测人数	慢型		潜在型		患病总人数	总患病率/（/万）
		人数	患病率/（/万）	人数	患病率/（/万）		
重庆	4 163	0	0	0	0	0	0
四川	39 610	9	2.3	30	7.6	39	9.8
云南	20 997	15	7.1	49	23.3	64	30.5
陕西	13 435	6	4.5	67	49.9	73	54.3
甘肃	13 268	25	18.8	168	126.6	193	145.5
合计	173 272	136	7.8	576	33.2	712	41.1

二、克山病患病率变化趋势

按照不同监测目的和方法可以将 1990—2014 年的监测数据分为五个阶段：1990—2003 年为第一阶段，2004—2007 年为第二阶段，2008 年为第三阶段，2009—2012 年为第四阶段，2013—2014 年为第五阶段。见表 5-3-20。

表 5-3-20　1990—2014 年克山病监测阶段

阶段	年份	监测方法	监测目的	监测内容
第一阶段	1990—2003	哨点监测	掌握克山病历史重病区的病情	病情监测、内外环境硒监测
第二阶段	2004—2007	哨点监测	掌握克山病历史重病区的病情	病情监测、内外环境硒监测
第三阶段	2008	患病率调查	掌握克山病总体病情分布，为有效开展克山病病情监测提供依据	病情调查
第四阶段	2009—2012	病例搜索+重点调查	找出克山病病区县中病情最重的乡和村，为开展克山病控制和消除评估提供科学依据	病例搜索、重点监测

阶段	年份	监测方法	监测目的	监测内容
第五阶段	2013—2014	基于病例搜索的重点调查	找出克山病病区县中病情最重的乡和村,为开展克山病控制和消除评估提供科学依据	病区范围及人口、病例搜索与核实诊断、重点调查、防控措施落实情况

1. 第一阶段

由于 1990—1994 年的克山病监测数据中没有单独各年份的病情数据,因此,对第一阶段克山病患病率变化趋势的描述自 1995 年起。本阶段,克山病监测采用哨点监测的方式,对历史重病区的病情进行监测,这阶段中共有 14 个病区省(区、市)参与监测任务,各监测点慢型和潜在型克山病患病率的变化趋势各不相同,见表 5-3-21。慢型克山病患病趋势总体上呈现下降的有云南、四川、陕西、甘肃、山西、内蒙古、辽宁 7 个病区省(区、市),辽宁省慢型克山病患病率截止到 2000 年是上升的趋势,2001 年后呈现下降的趋势,黑龙江省慢型克山病患病率的变化趋势无明显的变化规律,河北省慢型克山病患病率除 2002 年外,总体上也呈现下降趋势。潜在型克山病患病率总体上呈现下降趋势的有云南、四川、湖北、甘肃、河北 5 个病区省(区、市),呈现上升趋势的有黑龙江、辽宁、山东、山西 4 个病区省(区、市),内蒙古的潜在型克山病患病率无明显变化,陕西、河南 2 个病区省(区、市)无规律的变化趋势。

表 5-3-21 第一阶段慢型克山病患病率和潜在型克山病患病率变化趋势(/万)

克山病类型	监测省(区、市)	1995	1997	1999	2000	2001	2002	2003
慢型	河北	218.6	112.2	124.3	236.9	155.7	818.2	142.9
	山西	236.1	182.2	116.5	120.9	241.5	151.9	0
	内蒙古	291.5	153.5	121.3	134.0	167.5	148.5	121.6
	辽宁	65.4	64.5	79.1	120.5	23.5	19.6	22.2
	吉林	204.8	122.0	98.5	185.9	564.5	116.6	181.4
	黑龙江	48.4	70.3	31.7	85.7	201.0	128.6	0

克山病类型	监测省（区、市）	1995	1997	1999	2000	2001	2002	2003
慢型	山东	13.8	16.6	24.0	19.1	221.3	34.3	0
	河南	106.0	112.4	88.0	113.0	113.0	131.2	143.3
	湖北	0	0	0	—	0	—	—
	四川	42.5	28.5	23.1	11.4	0	0	0
	贵州	—	—	—	—	35.7	—	—
	云南	8.0	4.3	35.8	—	0	18.5	13.5
	陕西	10.1	32.9	42.3	49.1	43.4	32.7	41.7
	甘肃	99.4	58.7	63.4	67.5	138.2	49.6	74.1
潜在型	河北	819.7	56.1	657.2	659.9	259.5	484.8	5 428.6
	山西	377.8	428.7	455.5	527.5	869.6	607.7	0
	内蒙古	326.9	526.3	442.5	462.9	463.1	445.5	425.7
	辽宁	130.7	129.0	197.6	265.1	586.9	451.0	443.5
	吉林	279.3	122.0	295.6	334.6	1 451.6	419.6	394.9
	黑龙江	169.5	268.4	190.2	269.3	381.9	328.6	42.0
	山东	172.2	273.4	207.7	333.7	231.8	388.6	13.7
	河南	194.4	393.3	322.6	226.0	141.2	236.2	257.9
	湖北	264.4	229.9	92.0	—	259.5	—	—
	四川	224.8	151.8	123.4	45.6	869.6	119.5	20.0
	贵州	—	—	—	—	285.7	—	—

克山病类型	监测省（区、市）	1995	1997	1999	2000	2001	2002	2003
潜在型	云南	159.1	33.3	196.8	—	130.7	55.4	72.8
	陕西	495.5	405.7	567.6	608.1	372.2	607.4	360.5
	甘肃	1 491.5	847.3	744.8	566.8	1 658.0	818.2	206.5

2. 第二阶段

在这一阶段，我国将全国地方病防治工作列入中央补助地方公共卫生专项资金项目，至此以后，克山病监测工作有了专门的资金保证。本阶段仍采用哨点监测的方法，但与第一阶段不同的是，本阶段的监测范围较第一阶段扩大，并且各病区省（区、市）上报了原始数据。各监测点慢型和潜在型克山病患病率呈现不同的变化趋势，见表5-3-22。慢型克山病患病率趋势总体上呈现下降趋势的有甘肃、陕西、内蒙古、河南4个病区省（区、市），呈现上升趋势的有黑龙江、辽宁、河北、四川、云南、山东6个病区省（区、市），其他几个病区省（区、市）的变化无明显规律。潜在型克山病患病率总体上呈现下降趋势的有内蒙古、河北、陕西、四川、云南5个病区省（区、市），呈现上升趋势的有黑龙江、山西、甘肃、辽宁、吉林5个病区省（区、市），其他病区省（区、市）无规律的变化趋势。

表5-3-22　第二阶段慢型克山病患病率和潜在型克山病患病率变化趋势（/万）

监测省（区、市）	慢型				潜在型			
	2004	2005	2006	2007	2004	2005	2006	2007
河北	117.9	501	230.3	216.6	628.7	319.4	383.9	228.6
山西	0	750	72.7	75.5	0	0	545.5	574.0
内蒙古	134.2	1537	133.2	101.0	550.3	357.8	435.2	355.9
辽宁	49.1	944	42.9	95.5	357.9	317.8	579.4	560.9

监测省（区、市）	慢型				潜在型			
	2004	2005	2006	2007	2004	2005	2006	2007
吉林	76.9	1 230	105.8	81.1	262.8	382.1	357.1	394.0
黑龙江	0	440	92.6	139.8	0	0	138.9	165.2
山东	0	1 068	—	28.3	0	327.7	—	384.8
河南	77.4	549	37.6	33.7	174.1	218.6	75.2	168.7
湖北	0	34	0	81.1	24.9	5 882.4	0	243.3
重庆	—	—	—	0	—	—	—	0
四川	0	3 898	71.8	20.4	22.8	182.1	191.4	85.6
贵州	—	—	—	24.8	—	—	—	136.6
云南	6.7	5 656	13.6	47.3	75.2	91.9	78.0	11.8
陕西	56.2	1 589	63.5	41.1	444.6	440.5	471.4	283.2
甘肃	230.4	4 935	111.3	131.6	345.6	289.8	365.7	526.3

3. 第三阶段

第三阶段为 2008 年开展的全国患病率调查，此次调查采用多阶段随机整群抽样（PPS）的方法在克山病病区开展调查，本阶段仅有一年的数据，见表 5-3-13。

4. 第四阶段

在这一阶段中，克山病监测采用病例搜索和重点调查的方式，本阶段监测的目的是为开展克山病消除评估做准备工作。本阶段除西藏外的 15 个病区省（区、市）均参与了克山病监测，贵州和湖北两个病区均是零检出，故也不做比较。慢型克山病患病率的变化趋势除山西外，其他病区省（区、市）总体上均呈现下降的趋势，山西省表现为上升趋势。各省（区、市）的潜在型克山病患病率总体上均呈现下降的趋势，但是山西省的患病率变化不符合这一规律，其中黑龙江、四川、重庆和云南4个省（区、市）的患病率均处于较低水平，见表5-3-23。

表 5-3-23　第四阶段慢型克山病患病率和潜在型克山病患病率变化趋势（/万）

监测省（区、市）	慢型				潜在型			
	2009	2010	2011	2012	2009	2010	2011	2012
河北	62.0	45.1	35.5	0	361.9	203.2	124.1	24.9
山西	0	17.9	23.7	32.7	0	269.1	0	163.7
内蒙古	69.8	67.4	59.4	31.7	314.2	257.6	210.0	63.4
辽宁	56.3	46.6	23.0	0	90.1	58.3	46.0	35.9
吉林	44.6	20.4	6.0	0	145.8	119.8	15.0	7.8
黑龙江	23.8	12.5	9.9	2.7	21.4	16.6	4.0	23.1
山东	55.2	43.5	11.9	14.2	303.4	83.1	126.6	92.4
河南	53.5	45.2	53.0	22.0	182.0	56.6	0	32.9
重庆	47.5	29.7	35.6	8.1	0	0	17.8	0
四川	24.8	0	37.2	0.9	51.4	18.3	37.2	3.5
云南	19.3	6.6	5.0	3.6	61.2	44.9	36.5	33.8
陕西	32.5	8.9	40.9	4.0	109.5	65.5	0	72.0
甘肃	142.6	50.6	56.5	33.8	408.6	481.4	386.6	329.9

5. 第五阶段

在这一阶段，克山病监测仍采用基于病例搜索的重点调查的方法。本阶段共有 17 个病区省（区、市）参与监测任务，西藏仅 2014 年参与监测，河南缺少 2014 年的监测数据，故不做比较，贵州、重庆和湖北三省（区、市）均是零检出，也不做比较。在这一阶段，山东、云南、吉林、河北和辽宁的慢型或潜在型克山病患病率表现出上升的趋势，其他所有病区省（区、市）的慢型和潜在型克山病患病率总体上均表现出下降的趋势，且黑龙江、四川和云南等病区省（区、市）的克山病患病率均处于较低水平。见表 5-3-24。

表 5-3-24 第五阶段慢型克山病患病率和潜在型克山病患病率变化趋势（/万）

监测省（区、市）	慢型		潜在型	
	2013	2014	2013	2014
河北	0	7.2	52.2	52.5
山西	31.1	11.8	195.0	38.7
内蒙古	33.7	32.9	170.9	83.2
辽宁	6.0	23.1	66.0	52.0
吉林	4.0	6.4	38.2	36.3
黑龙江	14.2	5.9	0	0
山东	0	14.6	123.6	82.8
河南	31.5	—	134.1	—
四川	2.0	2.3	9.0	7.6
云南	3.6	7.1	9.3	23.3
陕西	12.2	4.5	135.5	49.9
甘肃	33.6	18.8	376.8	126.6

6. 不同阶段比较

在五个阶段的比较中，各病区监测点的慢型克山病和潜在型克山病患病率均呈现出下降的趋势，见表 5-3-25。但是在不同阶段，部分病区的克山病患病率表现为先升高后下降的变化趋势，慢型克山病患病率出现这种变化趋势的病区省（区、市）见于黑龙江、甘肃、辽宁、陕西、河南和四川，潜在型克山病患病率出现这种变化趋势的病区省（区、市）见于甘肃、山西、山东、河南、湖北和四川。其中云南、贵州、重庆和四川等地克山病的患病率已经降至较低水平，但是甘肃和内蒙古等地的克山病患病率仍然高于其他地区。

表 5-3-25 不同阶段慢型克山病患病率和潜在型克山病患病率变化趋势（/万）

监测省（区、市）	慢型					潜在型				
	第一阶段	第二阶段	第三阶段	第四阶段	第五阶段	第一阶段	第二阶段	第三阶段	第四阶段	第五阶段
河北	262.0	182.0	70.8	26.9	6.8	521.0	368.3	269.2	134.3	60.9
山西	146.5	52.2	0	19.8	19.0	449.7	641.3	610.0	120.1	97.0
内蒙古	163.0	112.3	77.8	53.7	33.2	437.8	383.8	234.3	191.9	119.9
辽宁	52.4	67.3	44.8	31.9	14.7	344.4	531.0	232.0	57.9	58.9
吉林	172.1	110.1	87.6	15.8	5.4	352.6	458.7	217.8	65.1	37.0
黑龙江	79.9	99.7	112.0	10.7	9.3	241.3	164.7	105.0	16.8	0
山东	43.9	29.2	28.5	28.8	9.3	234.2	363.4	269.7	143.1	97.7
河南	114.8	51.8	89.8	43.6	19.7	248.1	132.7	179.7	68.1	43.4
湖北	0	53.4	0	0	0	287.9	160.2	315.8	0	0
重庆	0	0	26.1	27.9	0	0	0	28.0	4.0	0
四川	10.1	25.9	58.4	13.7	2.2	67.6	166.1	69.4	27.1	8.1
贵州	35.7	24.8	0	0	0	285.7	136.6	69.9	0	0
云南	10.4	20.9	2.0	8.3	5.7	73.8	70.7	32.6	43.4	17.8
陕西	38.7	78.8	15.6	19.8	8.0	466.7	457.4	97.7	62.6	88.4
甘肃	73.1	122.6	35.9	75.8	24.0	576.0	475.1	284.3	400.0	214.1

参考文献

[1]付迎春. 基于 GIS 的云南省地方病（克山病）空间分布研究[D]. 昆明：昆明理工大学，2003.

[2]王丽新. 基于 GIS 的克山病地理环境分析[D]. 北京：首都师范大学，2007.

[3]侯杰. GIS 系统在 1990—2007 年克山病监测数据分析中的应用[D]. 哈尔滨：哈尔滨医科大学，2008.

[4]赵苗苗,侯杰,王铜. 基于地理信息系统的克山病病情综合评估[J]. 中国地方病学杂志，2012，31(4)：437–440.

[5]王铜. 发展转化流行病学提高克山病监测项目的执行力[C]//第七次全国地方病学术会议论文集，[出版地不详]：[出版者不详]，2011：18-19.

[6]王铜. 侯杰，李奇，等. 2003 年全国克山病病情监测汇总分析[J]. 中国地方病学杂志，2004，23(5)：444–447.

[7]王铜，侯杰，李奇，等. 2004 年全国克山病病情监测汇总分析[J]. 中国地方病学杂志，2005，24(4): 401–403.

[8]王铜，侯杰，李奇. 2000—2004 年全国克山病病情监测 5 年汇总分析[J]. 中国地方病学杂志，2005，24(6)：676–679.

[9]王铜，侯杰，李奇. 2005 年全国克山病病情监测汇总分析[J]. 中国地方病学杂志，2006，25(4): 405–407.

[10]全国克山病监测协作组. 2006 年全国克山病病情监测汇总分析[J]. 中国地方病学杂志，2008，27(3)：296–299.

[11]全国克山病监测协作组. 2007 年全国克山病病情监测汇总分析[J]. 中国地方病学杂志，2008，27(4)：412–415.

[12]孙中明,侯杰,赵丽丽,等. 2009 年全国克山病病情监测汇总分析[J]. 中华地方病学杂志，2015，34(6)：425–429.

[13]王铜. 为克山病预防和控制决策的循证做好技术支持[J]. 中国地方病学杂志，2008，27(4)：355-356.

[14]郭中影，王铜，韩晓敏，等. 中国克山病防控的描述性空间流行病学研究[J]. 中华地方病学杂志，2018，37(3)：235-238.

[15]郭中影. 克山病空间流行病学的描述性研究[D]. 哈尔滨：哈尔滨医科大学，2018.

[16]LI Q，LIU M F，HOU J，et al. The prevalence of Keshan disease in China[J]. International Journal of Cardiology，2013，168(2)：1121-1126.

[17]杨顺华，王萍，曹挺. 陕西省长武县 2004 年克山病调查结果[J]. 中国地方病防治杂志，2005，20(4)：230-231.

[18]韩晓敏，王铜，郭中影，等. 全国慢型克山病空间分布特征分析[J]. 中华地方病学杂志，2018，37 (4)：301-305.

[19]岳义田，朱琳，刘洋，等. 河南省克山病病情分布与流行趋势分析[J]. 当代医学，2018，24(15)：138-141.

[20]朱宏伟，高艳琴，王正平，等. 2008—2017 年陕西省宝鸡市克山病病情监测结果分析[J]. 公共卫生与预防医学，2019，30(1)：63-66.

[21]范广杰，张曦，张兴平. 2014—2017 年四平市克山病病情监测结果分析[J]. 中国地方病防治杂志，2019，34(6)：650-651，653.

[22]万晓艳，王婧，梁鹤，等. 2017 年吉林省克山病病情监测结果分析[J]. 中国地方病防治杂志，2018，33(6)：625-627.

[23]李丹丹，王铜，冯红旗，等. 我国克山病病情数据汇总及趋势分析[J]. 中华地方病学杂志，2019，38(5)：385-389.

[24]PANDEY R M，GUPTA R，MISRA A，et al. Determinants of urban‑rural differences in cardiovascular risk factors in middle‑aged women in India: A cross‑sectional study[J]. International Journal of Cardiology，2013，163(2)：157-162.

[25]LAVIS J N，BOSCH‑CAPBLANCH X，AUTN R，et al. Guidance for evidence‑informed policies about health systems: linking guidance development to policy development[J]. PLoS

Medicine，2012，9(3)：e1001186.

[26]MUSA G J，CHIANG P H，SYLK T，et al. Use of GIS mapping as a public health tool—from cholera to cancer[J]. Health Services Insights，2013，6(6)：111–116.

[27]CHITTLEBOROUGH C R，BAUM F E，TAYLOR A W，et al. A life—course approach to measuring socioeconomic position in population health surveillance systems[J]. Journal Epidemiology and Community Health，2006，11(60)：981–992.

[28]GERMAN R R，LEE LM，HORAN J M，et al. Updated guidelines for evaluating public health surveillance systems: recommendations from the Guidelines Working Group[J]. Mmwr Recommendations and Reports，2001，50(RR–13)：1–35.

[29]EI ALLAKI F，BIGRAS–POULIN M，RAVEL A. Conceptual evaluation of population health surveillance programs: Method and example[J]. Preventive Veterinary Medicine，2013，108(4)：241–252.

[30]TOSTI E M，LONGHI S，DE WAURE C，et al. Assessment of timeliness，representativeness and quality of data reported to Italy's national integrated surveillance system for acute viral hepatitis (SEIEVA)[J]. Public Health，2015，129(5)：561–568.

第六章　克山病病因及影响因素

自 1935 年克山病的首次报道至今已有 85 年，其病因研究从未间断，主要的病因学说有低硒学说、病毒感染学说以及真菌毒素中毒学说等。虽然克山病的病因不完全清楚，但是低硒病因学说不仅在因果论证方面的证据充分、关联度强，而且在克山病预防方面一直有效地发挥指导作用。低硒病因学说源于克山病一级预防的实践，反过来又是唯一指导克山病一级预防实践的病因学说，实际上已经成为克山病低硒病因的理论。自生物材料中硒的测定方法建立以来，有关发硒、全血（血浆）硒、含硒蛋白（谷胱甘肽过氧化物酶、硒蛋白 P）等作为评价硒营养状态的指标的报道日益增多，为了解不同地区人群和不同疾病人体硒营养状态提供了有价值的数据。近 20 年来，分子流行病学得到了长足的发展。硒在人体中主要以硒蛋白的形式发挥生物学功能，其中硒蛋白 P 结合的硒含量最高，反映人体硒营养水平最佳，不仅是含硒蛋白的分子暴露标志，也是克山病病区居民生活水平以及防控干预效果的"效应标志"。然而，早期研究中对于病区人群硒营养状况的描述缺乏较大样本的病区人群分子水平硒营养状况调查及其与克山病病情相结合的研究，也缺乏较大样本含硒蛋白生物标志分子水平的空间流行病学研究。克山病病因研究内容深入到硒蛋白 P，有助于促进克山病病因方面分子空间流行病学的发展，同时也促进了克山病防控效果分子生物标志的评估，这无疑对科学地评价克山病的防控和消除评估具有重要意义。居民硒营养水平显然主要与居民生活水平和主食粮的硒水平密切相关。本章的内容以居民发硒水平和硒蛋白水平为主，辅以间接代表居民生活水平的居民收入，以及间接代表主食粮硒水平的食用自产主食粮的比例，来阐述克山病的病因空间流行病学。关于病毒感染学说和真菌毒素中毒学说的报道数量不多，未见有反过来指导克山病一级预防实践的报道。

第一节　发硒

1990—2007 年克山病监测点居民发硒含量见表 6-1-1。根据克山病病区居民发硒含量低于 0.12 mg/kg，病区与非病区交叉地带居民发硒含量在 0.12 ~ 0.20 mg/kg，而非病区居民发硒含量大于 0.20 mg/kg 的水平，各监测省（区、市）在各监测点采集发样硒元素含量检测结果见表 6-1-1。其中，仅 1995 年云南省病区居民的发硒含量处于病区水平，此外，云南省其他年份的居民发硒水平都介于病区与非病区水平之间。从总体上看，克山病病区居民的发硒含量随着时间的推移而逐渐上升，且大部分病区的居民发硒含量均处于非病区水平。

表 6-1-1　1990—2007 年克山病监测点居民发硒含量/（mg/kg）

年份	发硒含量（例数）									
	甘肃	河北	河南	黑龙江	吉林	内蒙古	山东	陕西	四川	云南
1990				0.264 4 (67)	0.370 9 (60)	0.197 2 (172)	0.185 3 (122)	0.245 5 (107)	0.132 2 (60)	0.162 8 (79)
1992		0.228 6 (29)		0.157 0 (56)	0.402 3 (80)	0.355 3 (80)	0.208 3 (122)	0.265 0 (92)	0.200 6 (60)	0.161 0 (60)
1994		0.215 3 (45)		0.339 0 (58)	0.362 3 (50)	0.248 2 (76)	0.339 0 (122)	0.237 2 (109)	0.215 1 (61)	0.152 5 (60)
1995	0.253 0 (90)					0.320 0 (96)	0.193 0 (79)	0.325 0 (26)	0.211 0 (58)	0.109 0 (70)
1997	0.174 0 (88)		0.308 0 (38)			0.367 0 (101)		0.359 0 (83)	0.299 5 (60)	0.167 0 (76)
1999	0.198 5 (74)	0.230 0 (40)				0.320 2 (104)	0.360 3 (79)	0.354 9 (88)	0.196 9 (61)	0.145 5 (57)
2000	0.197 3 (30)					0.296 1 (98)	0.380 8 (80)	0.377 0 (40)	0.266 2 (66)	
2001	0.233 0 (34)		0.407 8 (40)	0.195 7 (49)		0.274 7 (41)		0.382 7 (60)		0.195 4 (56)
2002	0.447 7 (30)					0.282 2 (128)	0.372 2 (74)	0.362 9 (91)	0.307 9 (60)	0.163 5 (60)
2003						0.281 6 (104)		0.318 0 (24)	0.230 3 (30)	0.186 0 (60)
2004	0.281 0 (30)					0.298 6 (27)	0.420 3 (80)	0.362 8 (68)	0.387 7 (—)	0.198 8 (63)

年份	发硒含量（例数）									
	甘肃	河北	河南	黑龙江	吉林	内蒙古	山东	陕西	四川	云南
2005	0.331 0 (30)						0.297 2 (89)	0.579 0 (23)	0.366 9 (15)	
2006						0.344 0 (51)		0.319 5 (13)	0.321 0 (32)	
2007	0.133 0 (20)						0.418 0 (114)		0.363 0 (92)	0.335 0 (20)

第二节　血清硒蛋白 P

2015 年全国总人群血清硒蛋白 P 水平为（15.04 ± 6.87）mg/L。病区和非病区居民血清硒蛋白 P 水平分别为（14.65 ± 6.92）mg/L 和（17.14 ± 6.21）mg/L。河北、河南、黑龙江、内蒙古、陕西、山东的居民血清硒蛋白 P 处于较低水平，见表 6-2-1。

表 6-2-1　2015 年克山病病区和非病区居民的血清硒蛋白 P 水平/（mg/L）

地区	省（区、市）	例数	硒蛋白 P（均值 ± 标准差）
病区省（区、市）		1 984	14.65 ± 6.92
	甘肃	32	17.63 ± 7.23
	贵州	47	17.65 ± 7.24
	河北	92	14.75 ± 6.72
	河南	127	13.36 ± 7.04
	黑龙江	934	14.40 ± 6.81
	吉林	70	15.84 ± 7.23
	辽宁	71	16.65 ± 6.97

地区	省（区、市）	例数	硒蛋白P（均值±标准差）
	内蒙古	103	13.82 ± 7.26
	山东	193	12.53 ± 6.45
	山西	61	18.04 ± 5.79
	陕西	71	14.52 ± 7.08
	四川	59	14.93 ± 6.81
	云南	34	17.59 ± 5.02
	重庆	34	16.53 ± 7.64
	湖北	56	15.36 ± 6.74
非病区省（区、市）		367	17.14 ± 6.21
	安徽	45	15.03 ± 6.68
	北京	41	18.12 ± 5.83
	福建	30	16.89 ± 6.86
	广东	20	13.97 ± 6.04
	广西	33	17.14 ± 4.92
	海南	21	17.29 ± 4.76
	湖南	33	16.57 ± 5.56
	江苏	26	18.10 ± 5.31
	江西	38	16.31 ± 6.72

续表

地区	省（区、市）	例数	硒蛋白 P（均值 ± 标准差）
非病区省（区、市）	上海	3	18.98 ± 7.23
	天津	38	18.61 ± 7.15
	新疆	1	14.16
	浙江	38	19.65 ± 5.23

第三节　病区居民年人均收入

在 2009—2012 年的克山病监测中，对克山病监测点居民的年人均收入进行了调查，详见表 6-3-1。将年人均收入划分为小于 2 000 元、2 000～3 000 元、3 000～4 000 元、大于 4 000 元四个等级。2009 年黑龙江、吉林、辽宁、内蒙古、山东、四川 6 个省（区、市）的年人均收入均高于 4 000 元，甘肃、山西、陕西、云南 4 个省（区、市）的年人均收入低于 3 000 元；2010 年黑龙江、吉林、辽宁、内蒙古、山东、陕西 6 个省（区、市）的年人均收入均高于 4 000 元，河北、山西、河南、甘肃 4 个省（区、市）的年人均收入低于 3 000 元；2011 年黑龙江、辽宁、四川 3 个省（区、市）的年人均收入均高于 4 000 元，甘肃、山西、河北 3 个省（区、市）的年人均收入低于 3 000 元，其他省（区、市）均处于 3 000～4 000 元；2012 年黑龙江、吉林、辽宁、内蒙古、山东、四川、陕西、重庆、云南 9 个省（区、市）的年人均收入均高于 4 000 元，甘肃、山西、河南、河北 4 个省（区、市）的年人均收入低于 3 000 元。综合以上数据可以看出，随着时间的推移，处于中低收入的病区越来越少，且大部分病区居民的收入均高于 3 000 元。

表 6-3-1　2009—2012 年克山病监测点居民年人均收入/元

年份	河北	山西	内蒙古	辽宁	吉林	黑龙江	山东	河南	重庆	四川	云南	陕西	甘肃
2009	3 295	1 961	4 230	4 150	4 295	4 369	4 287	3 130	3 036	4 276	2 945	2 660	1 553
2010	2 365	2 285	5 170	4 884	5 652	4 726	5 392	1 350	3 089	3 375	3 342	4 333	1 630

年份	河北	山西	内蒙古	辽宁	吉林	黑龙江	山东	河南	重庆	四川	云南	陕西	甘肃
2011	2 105	2 400	3 359	4 750	3 916	6 463	—	3 550	3 860	4 077	3 121	3 389	1 763
2012	2 966	2 662	4 163	4 916	6 609	6 227	5 244	1 335	7 466	4 381	4 195	4 456	2 572

第四节　病区居民主食构成

一、克山病病区居民食用粮产地

克山病病区居民食用粮主要分为自产粮和外购粮，根据 2009—2012 年的调查结果制表 6-4-1。2009 年黑龙江、内蒙古、河北、山西、陕西 5 个省（区、市）以食用外购粮为主，食用自产粮为辅，其他病区省（区、市）以食用自产粮为主；2010 年黑龙江、吉林、内蒙古、河北、山西、陕西 6 个省（区、市）以食用外购粮为主，食用自产粮为辅，四川和山东 2 个省食用粮构成各占一半，其他病区省（区、市）以食用自产粮为主；2011 年黑龙江、吉林、内蒙古、河北、山西 5 个省（区、市）以食用外购粮为主，食用自产粮为辅，其他病区省（区、市）以食用自产粮为主；2012 年黑龙江、内蒙古、河北、山西 4 个省（区、市）以食用外购粮为主，食用自产粮为辅，吉林、河南、陕西 3 个省食用粮构成各占一半，其他病区省（区、市）以食用自产粮为主。云南、四川、甘肃、贵州等西部省（区、市）尤其以自产粮为主，仅食用少量的外购粮。综合 4 年的粮食产地构成，随着时间的变化，各省（区、市）食用外购粮的比例均有所增加。

表 6-4-1　2009—2012 年克山病监测点居民食用粮产地构成（％）

省（区、市）	2009		2010		2011		2012	
	外地粮	本地粮	外地粮	本地粮	外地粮	本地粮	外地粮	本地粮
河北	71.3	28.8	75.0	25.0	85.0	15.0	59.5	40.5
山西	82.8	17.2	92.5	7.5	97.5	2.5	93.3	6.7
内蒙古	81.5	18.5	84.7	15.3	89.3	10.7	91.8	8.2
辽宁	10.0	90.0	27.5	72.5	25.0	75.0	30.0	70.0

省（区、市）	2009		2010		2011		2012	
	外地粮	本地粮	外地粮	本地粮	外地粮	本地粮	外地粮	本地粮
吉林	45.8	54.3	56.7	43.3	51.6	48.4	46.7	53.3
黑龙江	70.4	29.6	68.3	31.7	72.5	27.5	60.4	39.6
山东	32.7	67.3	50.3	49.7	13.3	86.7	39.1	60.9
河南	7.5	92.5	10.0	90.0	45.5	54.5	51.0	49.0
重庆	29.1	70.9	26.3	73.8	4.3	95.8	14.7	85.3
四川	25.6	74.4	48.4	51.6	4.4	95.6	21.6	78.4
云南	7.8	92.2	2.5	97.5	9.2	90.8	26.7	73.3
陕西	64.4	35.6	55.9	44.1	35.6	64.4	51.8	48.2
甘肃	9.2	90.8	9.0	91.0	8.0	92.0	7.9	92.1

二、克山病病区居民主食构成

克山病病区居民的主食构成为大米、面粉和其他，根据2009—2012年的调查结果制表6-4-2。由表可以看出，2009—2011年黑龙江、吉林、辽宁、四川、重庆、云南6个省（区、市）居民的主食构成以大米为主，其余省（区、市）的居民主食以面粉为主；2012年除内蒙古的主食结构有变化外，其余省（区、市）均无变化。

表 6-4-2　2009—2012 年克山病监测点居民主食构成（%）

省(区、市)	2009			2010			2011			2012		
	大米	面粉	其他	大米	面粉	其他	大米	面粉	其他	大米	面粉	其他
河北	32.5	45.0	22.5	25.0	62.5	12.5	30.0	51.3	18.8	34.9	50.5	14.6
山西	10.7	76.8	—	5.5	87.5	7.0	2.5	95.0	2.5	5.5	88.3	6.2
内蒙古	39.3	47.0	13.7	29.2	59.3	11.7	33.3	57.0	9.7	55.7	34.7	9.6
辽宁	60.0	30.0	—	72.5	20.0	7.5	65.0	20.0	15.0	88.0	5.5	6.5
吉林	61.5	21.6	17.4	65.0	24.2	10.8	82.4	12.6	5.0	75.4	16.6	8.3
黑龙江	59.2	31.4	9.4	60.0	29.3	10.7	74.6	17.5	7.9	68.0	25.9	6.2
山东	9.5	73.0	17.5	7.8	84.2	8.0	6.8	86.8	6.3	8.4	68.5	21.1
河南	20.0	70.0	10.0	15.0	70.0	15.0	11.0	80.0	9.0	12.0	74.5	13.5
重庆	64.0	16.8	19.8	75.6	14.1	10.3	89.0	7.3	3.7	86.2	8.8	5.0
四川	86.9	5.5	7.7	82.4	12.3	5.3	81.5	12.7	5.8	78.7	13.5	8.1
云南	94.1	3.9	2.0	93.6	5.0	1.4	93.7	4.2	2.1	91.7	3.9	4.5
陕西	14.5	77.4	8.1	18.8	75.4	5.9	14.6	79.9	5.5	13.3	77.7	9.1
甘肃	5.7	85.3	8.4	9.3	69.0	9.9	4.9	87.4	7.7	6.6	87.3	5.7

参考文献

[1]于维汉，苏引. 水土–膳食因素与克山病病因[J]. 中国地方病学杂志，1982(2)：77.

[2]王秀红，相有章，屈福荣，等. 内、外环境硒营养水平与克山病发病关系的研究[J]. 中国地方病防治杂志，2005，20(6)：351–353.

[3]郭中影. 克山病空间流行病学的描述性研究[D].哈尔滨：哈尔滨医科大学，2018.

[4]韩晓敏，王铜，郭中影，等. 全国慢型克山病空间分布特征分析[J]. 中华地方病学杂志，2018，37 (4)：301–305.

[5]韩晓敏. 全国克山病流行现状的空间流行病学分析性研究[D]. 哈尔滨：哈尔滨医科大学，2018.

[6]ZHANG X，WANG T，LI S E，et al. A Spatial ecology study of Keshan disease and hair Selenium[J]. Biological Trace Element Research，2019，189(2)：370–378.

[7]ZHANG X，WANG T，LI S E，et al. A spatial ecological study of selenoprotein P and Keshan disease[J]. Journal of Trace Element Medicine Biology，2019，51：150–158.

[8]CHEN J S. An original discovery: selenium deficiency and Keshan disease (an endemic heart disease)[J]. Asia Pacific Journal of Clinical Nutrition，2012，21(3)：320–326.

[9]ZHOU H H，WANG T，LI Q，et al. Prevention of Keshan Disease by Selenium Supplementation–A systemic review and Meta–analysis[J]. Biological Trace Element Research，2018，186(1)：98–105.

[10]LOSCALZO J. Keshan disease，selenium deficiency，and the selenoproteome[J]. The New England Journal of Medicine，2014，370(18)：1756–1760.

[11]LIU H，YU F F，SHAO W Z，et al. Associations between selenium content in hair and Kashin–Beck disease/Keshan disease in children in northwestern China: A prospective cohort study[J]. Biology Trace Element Research，2017: 1–8.

[12]LIU X J，HE S L，PENG J X，et al. Expression profile analysis of selenium–related genes in peripheral blood mononuclear cells of patients with Keshan disease[J]. Biomed Research

International，2019(8)：1-8.

[13]ZHANG L W，GAO Y H，FENG H Q，et al. Effects of selenium deficiency and low protein intake on the apoptosis through a mitochondria-dependent pathway[J]. Journal of Trace Elements in Medicine and Biology，2019，56：21-30.

[14]STEINBRENNER H ， SPECKMANN B ， KLOTZ LO. Selenoproteins: Antioxidant selenoenzymes and beyond[J]. Archives of Biochemistry and Biophysics，2016，595：113-119.

[15] BARRETT C W ， SHORT S P ， WILLIAMS C S. Selenoproteins and oxidative stress-induced inflammatory tumorigenesis in the gut[J]. Cell Mol Life Sci，2017，74(4)：607-616.

[16] OROPEZA-MOE M，WISLOFF H，BERNHOFT A. Selenium deficiency associated porcine and human cardiomyopathies [J]. J Trace Elem Med Biol，2015，31：148-156.

[17]夏弈明. 中国人体硒营养研究回顾[J]. 营养学报，2011，33(4)：329-334.

第七章　防控措施

克山病的发病与高硒缺乏度的关联已经得到证实。因此，克山病的一级预防主要以补硒为主。高发年代，克山病二级预防的原则是"三早一就地"，即"早发现、早诊断、早治疗，就地治疗"。自 20 世纪 70 年代末的改革开放以来，克山病的发病率持续下降。20 世纪 90 年代起，全国克山病监测点很少监测到新发急型克山病和亚急型克山病病例，而新发现慢型克山病病例多无明显的发病过程，难以开展慢型克山病的二级预防。克山病的三级预防是治疗慢型克山病患者的心力衰竭和心律失常。针对克山病病区的医疗和交通等弱势因素，慢型克山病自我管理项目是克山病三级预防的尝试，结果显示，项目延缓了慢型克山病患者病情的进展，改善和提高了患者的生活质量，降低了死亡率。本章通过应用空间流行病学的方法，对克山病三级预防进行了精准可视化描述，为进一步合理分配卫生资源和制定克山病防控策略提供了参考依据。

第一节　克山病病区补硒情况

自 2006 年开始，我国根据上一年度发生亚急型克山病、慢型克山病以及地方性猝死的情况，选择病情最重的病区作为项目地区，在四川、云南和甘肃 3 个病区省（区、市）开展硒盐预防克山病项目，截止到 2012 年，项目基本覆盖了 3 个省（区、市）中克山病病区人口，项目于 2013 年停止。病区分布见表 7-1-1。

表 7-1-1　克山病病区补硒的地区分布

补硒措施	病区省（区、市）
补硒	四川、云南、甘肃
未补硒	河北、山西、内蒙古、辽宁、吉林、黑龙江、山东、河南、湖北、重庆、贵州、西藏、陕西

第二节　克山病监测点覆盖情况

我国克山病监测工作起始于 1990 年，监测点的数量随着监测工作的完善和国家投入的增加逐年增多。依据不同年份全国克山病监测的目的和方法的不同，全国克山病监测可以分为七个阶段，分别是 1990—1994 年、1995—1999 年、2000—2004 年、2005—2007年、2008 年、2009—2012 年和 2013—2014 年。

一、1990—1994 年克山病监测点分布

在 1990—1994 年这一阶段，克山病监测点变化不大，1990 年是监测工作的起始年，共有黑龙江、吉林、内蒙古、陕西、山东、四川、云南 7 个病区省（区、市）参与克山病监测，后来又有河北、山西、辽宁 3 个病区省（区、市）加入，共监测克山病病区县（市、区、旗）19 个监测点，其分布见表 7-2-1。

二、1995—1999 年克山病监测点分布

在这一阶段中共有 13 个病区省（区、市）参与监测，分别为黑龙江、吉林、辽宁、内蒙古、河北、河南、山东、山西、陕西、甘肃、湖北、四川、云南，克山病监测覆盖病区县（市、区、旗）25 个，其分布见表 7-2-1。

三、2000—2004 年克山病监测点分布

在这一阶段中共有 14 个病区省（区、市）参与监测，分别为黑龙江、吉林、辽宁、内蒙古、河北、河南、山东、山西、陕西、甘肃、湖北、四川、云南和贵州，克山病监测覆盖病区县 32 个，其分布见表 7-2-1。

四、2005—2007 年克山病监测点分布

在这一阶段中共有 15 个病区省（区、市）参与监测，分别为黑龙江、吉林、辽宁、内蒙古、河北、河南、山东、山西、陕西、甘肃、湖北、四川、重庆、云南和贵州，2005年、2006 年、2007 年监测的病区县（市、区、旗）分别为 22、27、24 个，克山病监测覆盖病区县（市、区、旗）38 个，其分布见表 7-2-1。

表 7-2-1　1990—2007 年克山病监测点分布

监测年份	监测点	
	省级	县级
1990—1994	河北、山西、内蒙古、辽宁、吉林、黑龙江、山东、四川、云南、陕西	围场、张北、吉县、石楼、克什克腾、莫力达瓦、清原、蛟河、桦甸、富裕、沂水、莒县、平邑、冕宁、大竹、楚雄、牟定、旬邑、黄陵
1995—1999	黑龙江、吉林、辽宁、内蒙古、河北、河南、山东、山西、陕西、甘肃、湖北、四川、云南	富裕、尚志、五大连池、桦甸、蛟河、清原、克什克腾、莫力达瓦、喀喇沁、围场、洛宁、莒县、平邑、石楼、吉县、永和、黄陵、旬邑、西和、泾川、利川、冕宁、西昌、牟定、南华
2000—2004	黑龙江、吉林、辽宁、内蒙古、河北、河南、山东、山西、陕西、甘肃、湖北、四川、云南、贵州	富裕、尚志、五大连池、延寿、桦甸、蛟河、东丰、清原、克什克腾、莫力达瓦、喀喇沁、沽源、围场、洛宁、莒县、邹城、交口、石楼、吉县、永和、黄陵、旬邑、西和、泾川、利川、冕宁、西昌、牟定、武定、大理、禄丰、威宁
2005—2007	黑龙江、吉林、辽宁、内蒙古、河北、河南、山东、山西、陕西、甘肃、湖北、四川、重庆、云南、贵州	泾川、张北、洛宁、富裕、北安、尚志、抚松、东辽、蛟河、清原、克什克腾、莫力达瓦、喀喇沁、黄陵、旬邑、甘泉、吉县、石楼、西昌、冕宁、仁和、剑阁、大竹、洱源、牟定、大理、鹤庆、武定、楚雄、晋宁、通海、会泽、永胜、梁平、威宁、利川、莒县、邹城

五、2008 年克山病监测点分布

2008 年克山病监测的是患病率，采取的是分阶段整群抽样（PPS 抽样），除西藏外的其他省（区、市）均参与了这次调查，这次共计调查了 123 个病区县（市、区、旗），其分布见表 7-2-2。

六、2009—2012 年克山病监测点分布

在这一阶段中除西藏外的全部病区省（区、市）均参与了克山病监测，2009 年和 2010 年均监测 51 个克山病病区县（市、区、旗），2011 年共监测 46 个病区县（市、区、旗），2012 年共监测 76 个病区县（市、区、旗），克山病监测覆盖病区县（市、区、旗）144 个，其分布见表 7-2-2。

七、2013—2014 年克山病监测点分布

在这一阶段中全部病区省（区、市）参与监测，2013 年共监测 129 个克山病病区县（市、区、旗），2014 年共监测 193 个病区县（市、区、旗），其中，2013 年和 2014

年克山病监测点有 7 个重合，共计 315 个，覆盖了全部病区县（市、区、旗）的 96% 的病区县（市、区、旗），其分布见表 7-2-2。

表 7-2-2 2008—2014 年克山病监测点分布

年份	县区级监测点
2008	成县、华亭、灵台、宁县、秦州、西和、镇原、正宁、威宁、崇礼、丰宁、沽源、康保、尚义、围场、张北、灵宝、洛宁、安达、北安、富裕、甘南、海伦、虎林、桦南、集贤、克东、克山、龙江、密山、讷河、嫩江、青冈、尚志、五大连池、依安、肇东、利川、东丰、东辽、敦化、抚松、桦甸、辉南、集安、江源、梨树、临江、梅河口、磐石、舒兰、通化、汪清、伊通、永吉、长白、桓仁、清原、西丰、新宾、阿荣、多伦、鄂伦春、克什克腾、莫力达瓦、喀喇沁、宁城、翁牛特、扎赉特、扎兰屯、安丘、莒南、莒县、临朐、蒙阴、平邑、青州、山亭、泗水、滕州、五莲、新泰、沂水、沂源、邹城、吉县、安塞、彬县、淳化、凤翔、甘泉、华县、礼泉、洛川、洛南、千阳、乾县、王益、印台、旬邑、宝塔、宜川、宜君、长武、志丹、大竹、汉源、洪雅、冕宁、青川、仁和、天全、万源、汶川、西昌、楚雄、大理、洱源、牟定、通海、永胜、梁平、石柱
2009—2012	成县、合水、泾川、崆峒、礼县、宁县、秦州、庆城、西和、镇原、正宁、赤城、崇礼、丰宁、沽源、怀来、隆化、尚义、围场、灵宝、卢氏、洛宁、宝山、北安、虎林、桦南、鸡东、尖山、克东、岭东、密山、宁安、尚志、四方台、通河、五大连池、安图、船营、东辽、二道江、丰满、桦甸、浑江、蛟河、临江、龙井、龙山、龙潭、通化、汪清、西安、延吉、长白、清原、西丰、阿荣、喀喇沁、莫力达瓦、宁城、太仆寺、扎赉特、安丘、莒南、莒县、青州、曲阜、滕州、五莲、沂水、沂源、邹城、吉县、交口、蒲县、石楼、隰县、永和、彬县、凤县、凤翔、富先、甘泉、麟游、陇县、洛南、千阳、旬邑、耀州、宜君、印台、永寿、长武、宝兴、达川、大竹、德昌、峨边、甘洛、洪雅、会东、剑阁、九龙、乐至、雷波、理县、邻水、芦山、茂县、美姑、米易、冕宁、名山、沐川、宁南、渠县、仁和、石棉、威远、西昌、盐边、雨城、元坝、越西、楚雄、大理、峨山、洱源、个旧、鹤庆、红塔、梁河、鲁甸、牟定、南华、麒麟、武定、祥云、永胜、昭阳、垫江、丰都、梁平、石柱、万州
2013—2014	秦州、麦积、清水、秦安、甘谷、张家川、崆峒、泾川、灵台、崇信、华亭、庄浪、静宁、西峰、华池、合水、正宁、宁县、岷县、成县、武都、宕昌、西和、礼县、两当、徽县、威宁、康保、沽源、尚义、怀来、涿鹿、赤城、隆化、丰宁、洛宁、卢氏、灵宝、依兰、方正、宾县、巴彦、木兰、通河、延寿、阿城、尚志、五常、梅里斯、龙江、依安、甘南、富裕、克山、克东、拜泉、讷河、滴道、麻山、鸡东、虎林、密山、东山、绥滨、岭东、四方台、集贤、宝清、饶河、萨尔图、林甸、杜尔伯特、嘉荫、铁力、郊县、桦南、桦川、汤原、富锦、桃山、茄子河、勃利、东宁、林口、绥芬河、海林、宁安、穆棱、爱辉、嫩江、逊克、孙吴、北安、五大连池、兰西、青冈、庆安、明水、绥棱、安达、肇东、海伦、呼玛、塔河、利川、双阳、龙潭、船营、丰满、永吉、蛟河、桦甸、舒兰、磐石、梨树、伊通、龙山、西安、东丰、东辽、东昌、二道江、通化、辉南、柳河、梅河口、集安、浑江、抚松、靖宇、长白、江源、临江、延吉、图们、敦化、龙井、汪清、安图、珲春、和龙、新宾、清原、西丰、松山、克什克腾、翁牛特、喀喇沁、宁城、阿荣、莫力达瓦、太仆寺、鄂伦春、扎兰屯、扎赉特、多伦、沂源、山亭、滕州、临朐、青州、安丘、泗水、曲阜、邹城、五莲、莒县、沂水、平邑、莒南、岱岳、新泰、东港、岚山、蒙阴、吉县、永和、石楼、交口、广灵、沁源、安泽、浮山、大宁、蒲县、隰县、耀州、岐山、千阳、麟游、乾县、礼泉、永寿、华州、宝塔、安塞、志丹、洛川、商州、王益、印台、宜君、凤翔、陇县、凤县、彬县、长武、旬邑、淳化、甘泉、富县、宜川、黄龙、黄陵、洛南、米易、昭化、青川、威远、沐川、峨边、洪雅、邻水、渠县、万源、雨城、南江、乐至、汶川、理县、九龙、德昌、宁南、布拖、昭觉、越西、美姑、雷波、仁和、盐边、利州、剑阁、东兴、犍为、马边、峨眉山、通川、宣汉、大竹、名山、荥经、汉源、石棉、天全、芦山、宝兴、雁江、安岳、简阳、西昌、会理、普格、金阳、喜德、冕宁、堆龙德庆、晋宁、嵩明、禄劝、寻甸、鲁甸、安宁、腾冲、永善、绥江、双柏、姚安、永仁、元谋、宾川、弥渡、巍山、云龙、剑川、五华、盘龙、富民、麒麟、会泽、红塔、通海、峨山、昭阳、永胜、楚雄、牟定、南华、大姚、武定、禄丰、个旧、大理、漾濞、祥云、永平、洱源、鹤庆、梁河、涪陵、忠县、开州、长寿、梁平、丰都、石柱

第三节　慢型克山病患者自我管理

自 2005 年起，我国开展慢型克山病患者的自我治疗管理项目的试点工作，分别在黑龙江、山东、内蒙古 3 个省（区、市）开始试点，其主要内容包括对专业人员进行慢型克山病患者自我治疗管理项目的培训；以慢型克山病患者自我治疗管理项目为基础，对参加本项目的慢型克山病患者进行治疗及自我治疗。此外，先后有吉林、辽宁、山西、陕西、甘肃、四川几个省（区、市）加入到该项目，截止到 2015 年，慢型克山病患者自我管理项目共计治疗慢型克山病患者 8 419 人次。参与慢型克山病患者自我管理项目的病区省（区、市）分布详见表 7-3-1。

表 7-3-1　慢型克山病患者自我管理项目的分布

自我管理项目	病区省（区、市）
参加	黑龙江、吉林、辽宁、内蒙古、山东、陕西、甘肃、四川、山西
未参加	河北、河南、湖北、重庆、贵州、云南、西藏

参考文献

[1]王铜. 克山病几十年防控果实亟待收获[J]. 中华地方病学杂志，2010，29(4)：357-358.

[2]王铜. 克山病监测之转化流行病学[J]. 国外医学医学地理分册，2012，33(3)：143-147.

[3]王铜. 克山病消除的评估挑战与机遇[J]. 中华地方病学杂志，2015，34(6)：391-392.

[4]王铜. 将论文写入克山病防治的中国梦[J]. 中华地方病学杂志，2016，35(8)：620-622.

[5]王哲，王铜，徐春艳，等. 克山病病区居民居住特征对主动监测影响[J]. 中国公共卫生，2018，34(5)：673-676.

[6]郭中影，王铜，韩晓敏，等. 中国克山病防控的描述性空间流行病学研究[J]. 中华地方病学杂志，2018，37(3)：235-238.

[7]郭中影. 克山病空间流行病学的描述性研究[D]. 哈尔滨：哈尔滨医科大学，2018.

[8]韩晓敏. 全国克山病流行现状的空间流行病学分析性研究[D]. 哈尔滨：哈尔滨医科大学，2018.

[9]韩晓敏，王铜，郭中影，等. 全国慢型克山病空间分布特征分析[J]. 中华地方病学杂志，2018，37 (4)：301-305.

[10]NEWBY G，BENNETT A，LARSON E，et al. The path to eradication: A progress report on the malaria-eliminating countries[J]. The Lancet，2016，387(10029)：1775-1784.

[11]鱼素琴，何健，邵建赟，等. 2017 年甘肃省克山病健康教育效果评价[J]. 中华地方病学杂志，2020，39(6)：435-439.

[12]PANDEY R M，GUPTA R，MISRA A，et al. Determinants of urban‐rural differences in cardiovascular risk factors in middle-aged women in India: A cross-sectional study[J]. International Journal of Cardiology，2013，163(2)：157-162.

[13]LAVIS J N，BOSCH-CAPBLANCH X，AUTN R，et al. Guidance for evidence-informed policies about health systems: linking guidance development to policy development[J]. PLoS Medicine，2012，9(3)：e1001186.

[14]HOPKINS R D. Disease eradication[J]. New England Journal of Medicine，2013，368(1)：54–63.

[15]TOOLE J M. So close: remaining challenges to eradicating polio[J]. Bmc Medicine，2016，14(1)：43.

[16]KHANAL S，SEDAI T R，CHOUDARY G R，et al. Progress Toward Measles Elimination – Nepal，2007—2014[J]. Mmwr Morbidity and Mortality Weekly Report，2016，65(8)：206–210.

[17]Zhu Y H，Wang X F，Yang G，et al. Efficacy of Long–term Selenium Supplementation in the Treatment of Chronic Keshan Disease with Congestive Heart Failure[J]. Current Medical Science，2019，39(2): 237–242.

第八章 防控效果

随着 20 世纪 70 年代末的改革开放，我国居民生活水平不断提高，克山病发病大幅下降，全国大部分克山病病区的病情得到了有效的控制。在过去的 20 年中，全国克山病病情稳定，大部分监测点多年未见新发克山病病例。鉴于克山病的有效控制，《全国地方病防治"十二五"规划》提出了"基本消除克山病，消除克山病的病区县达到 90% 以上"的防控目标。因此，开展克山病防控效果的评估已成为我国地方病防控的重要工作之一。疾病消除是指"由于有目的的努力，在定义的地理范围内零新发病例，但仍然需要防控措施，以防重新出现的传播"。多年来，各国在疾病的消除上所做的工作主要集中在传染病的消除方面，例如脊髓灰质炎和麻疹等。我国地方病领域开展消除工作比较早的疾病是碘缺乏病和疟疾等。克山病是一种独立的地方性心肌病，属于慢性非传染性疾病，病因尚不完全清楚。虽然克山病的消除及其评估具有一定的挑战性，但是应用空间流行病学方法可以使克山病防控的效果精准、可视化，为合理分配全国克山病防控的资源和制定具有针对性的防控策略提供科学依据。本章主要是对克山病防控效果评估的范围、控制和消除进行专题性描述。

第一节 防控效果评估县分布

2013 年和 2014 年参与克山病防控效果评估的病区县（市、区、旗）共有 315 个，占全部病区县（市、区、旗）的 96%。其中，2013 年 129 个，2014 年 193 个，重复参与评估县有 7 个，分别是辽宁省西丰县，重庆市忠县，四川省洪雅县、美姑县、雷波县、万源市和渠县；未参与评估的县（市、区、旗）有河北省张北县、崇礼县、围场县，辽宁省桓仁县，吉林省长春市二道区，重庆市万州区和垫江县，四川省达川区、茂县、会东县和甘洛县，甘肃省庆城县和镇原县，其详细分布见表 8-1-1。

表 8-1-1 参与克山病防控效果评估县（市、区、旗）分布

年份	病区县（市、区、旗）
2013	柳河、抚松、珲春、巴彦、通河、延寿、依安、克东、拜泉、讷河、虎林、绥滨、宝清、饶河、嘉荫、桦川、勃利、东宁、绥芬河、穆棱、宁安、嫩江、逊克、北安、肇东、利川、涪陵、忠县、开州、米易、青川、威远、峨边、洪雅、渠县、万源、雨城、乐至、九龙、德昌、宁南、昭觉、越西、美姑、雷波、威宁、晋宁、禄劝、寻甸、安宁、绥江、永仁、宾川、弥渡、巍山、云龙、剑川、永善、梅河口、江源、南江、和龙、双柏、邻水、松山、靖宇、布拖、西丰、集安、志丹、康保、武都、蒙阴、礼泉、新泰、舒兰、永吉、岚山、乾县、安塞、岱岳、礼县、临朐、东港、山亭、耀州、永寿、石楼、磐石、昭化、商州、卢氏、理县、沐川、清原、汶川、腾冲、敦化、元谋、伊通、嵩明、岐山、麟游、吉县、华州、千阳、灵宝、崆峒、东丰、五大连池、扎赉特、姚安、洛宁、宝塔、成县、交口、多伦、西和、正宁、鄂伦春、华亭、洛川、合水、泾川、扎兰屯、永和、堆龙德庆、铁力、汤原
2014	沁源、安泽、大宁、船营、丰满、龙山、西安、二道江、长白、依兰、方正、宾县、木兰、阿城、五常、梅里斯、龙江、甘南、克山、滴道、麻山、鸡东、东山、岭东、四方台、集贤、萨尔图、杜尔伯特、郊区、富锦、桃山、茄子河、林口、海林、爱辉、孙吴、兰西、青冈、庆安、明水、绥棱、安达、海伦、呼玛、塔河、沂源、泗水、莒南、长寿、梁平、丰都、忠县、石柱、盐边、利州、洪雅、通川、万源、名山、汉源、石棉、芦山、宝兴、安岳、简阳、会理、普格、金阳、美姑、雷波、五华、盘龙、富民、麒麟、会泽、昭阳、鲁甸、永胜、个旧、祥云、永平、鹤庆、王益、彬县、秦安、甘谷、张家川、静宁、西峰、岷县、两当、荥经、黄陵、剑阁、富县、渠县、东昌、凤翔、双阳、浑江、安图、延吉、图们、凤县、龙潭、怀来、漾濞、宣汉、天全、平邑、临江、宜君、犍为、汪清、通化、赤城、梁河、翁牛特、印台、牟定、隆化、西丰、陇县、大竹、南华、安丘、甘泉、曲阜、涿鹿、洱源、滕州、秦州、宜川、桦甸、喀喇沁、沂水、徽县、麦积、东兴、峨眉山、马边、蒲县、仁和、洛南、西昌、峨山、雁江、广灵、冕宁、喜德、长武、太仆寺、龙井、梨树、黄龙、大理、尚志、华池、红塔、禄丰、淳化、沽源、丰宁、清水、浮山、东辽、莒县、通海、五莲、武定、富裕、尚义、旬邑、楚雄、宕昌、宁城、克什克腾、隰县、辉南、灵台、蛟河、崇信、新宾、密山、青州、宁县、大姚、阿荣、莫力达瓦、邹城、桦南、林甸、庄浪

第二节 控制

2013 年共调查克山病病区县（市、区、旗）129 个，占全部病区县（市、区、旗）的 39.3%。其中，达到控制标准的病区县（市、区、旗）为 104 个（80.6%），未达到控制标准的病区县（市、区、旗）为 25 个（19.4%）。未达到控制标准的病区县（市、区、旗）主要分布在内蒙古、山西、陕西、甘肃 4 个病区省（区、市），其他病区省（区、市）也有个别病区县（市、区、旗）未达到控制标准。2014 年共调查克山病病区县（市、区、旗）193 个，占全部病区县（市、区、旗）的 58.8%。达到控制标准的病区县（市、区、旗）为 164 个（85.0%），未达到控制标准的病区县（市、区、旗）为 29 个（15.0%）。未达到控制标准的病区县（市、区、旗）主要分布在内蒙古、吉林、陕西、甘肃、云南、山东 6 个病区省（区、市），其他病区省（区、市）也有少量病区县（市、区、旗）未达到控制标准，呈现散在分布，其详细分布见表 8-2-1。

表 8-2-1　2013—2014 年克山病病区县级水平控制效果

年份	病区县（市、区、旗）	
	控制	未控制
2013	柳河、抚松、珲春、巴彦、通河、延寿、依安、克东、拜泉、讷河、虎林、绥滨、宝清、饶河、嘉荫、桦川、勃利、东宁、绥芬河、穆棱、宁安、嫩江、逊克、北安、肇东、利川、涪陵、忠县、开州、米易、青川、威远、峨边、洪雅、渠县、万源、雨城、乐至、九龙、德昌、宁南、昭觉、越西、美姑、雷波、威宁、晋宁、禄劝、寻甸、安宁、绥江、永仁、宾川、弥渡、巍山、云龙、剑川、永善、梅河口、江源、南江、和龙、双柏、邻水、松山、靖宇、布拖、西丰、集安、志丹、康保、武都、蒙阴、礼泉、新泰、舒兰、永吉、岚山、乾县、安塞、岱岳、礼县、临朐、东港、山亭、耀州、永寿、石楼、磐石、昭化、商州、卢氏、理县、沐川、清原、汶川、腾冲、敦化、元谋、伊通、嵩明、岐山、麟游、堆龙德庆	吉县、永和、交口、鄂伦春、扎兰屯、扎赉特、多伦、东丰、铁力、汤原、五大连池、洛宁、灵宝、姚安、千阳、华州、宝塔、洛川、崆峒、泾川、华亭、合水、正宁、成县、西和
2014	沁源、安泽、大宁、船营、丰满、龙山、西安、二道江、长白、依兰、方正、宾县、木兰、阿城、五常、梅里斯、龙江、甘南、克山、滴道、麻山、鸡东、东山、岭东、四方台、集贤、萨尔图、杜尔伯特、郊区、富锦、桃山、茄子河、林口、海林、爱辉、孙吴、兰西、青冈、庆安、明水、绥棱、安达、海伦、呼玛、塔河、沂源、泗水、莒南、长寿、梁平、丰都、忠县、石柱、盐边、利州、洪雅、通川、万源、名山、汉源、石棉、芦山、宝兴、安岳、简阳、会理、普格、金阳、美姑、雷波、五华、盘龙、富民、麒麟、会泽、昭阳、鲁甸、永胜、个旧、祥云、永平、鹤庆、王益、彬县、秦安、甘谷、张家川、静宁、西峰、岷县、两当、荥经、黄陵、剑阁、富县、渠县、东昌、凤翔、双阳、浑江、安图、延吉、图们、凤县、龙潭、怀来、漾濞、宣汉、天全、平邑、临江、宜君、犍为、汪清、通化、赤城、梁河、翁牛特、印台、牟定、隆化、西丰、陇县、大竹、南华、安丘、甘泉、曲阜、涿鹿、洱源、滕州、秦州、宜川、桦甸、喀喇沁、沂水、徽县、东兴、峨眉山、马边、蒲县、仁和、洛南、西昌、峨山、雁江、广灵、冕宁、喜德、长武、太仆寺、龙井、梨树、黄龙、大理、尚志、华池、红塔、禄丰、淳化、沽源、丰宁、清水、浮山	尚义、隰县、克什克腾、宁城、阿荣、莫力达瓦、新宾、蛟河、东辽、辉南、富裕、密山、林甸、桦南、青州、邹城、五莲、莒县、通海、楚雄、大姚、武定、旬邑、麦积、灵台、崇信、庄浪、宁县、宕昌

第三节　消除

2013 年共调查克山病病区县（市、区、旗）129 个，占全部病区县（市、区、旗）的 39.3%。其中，达到消除标准的病区县（市、区、旗）为 76 个（58.9%），未达到消除标准的病区县（市、区、旗）为 53 个（41.1%）。未达到消除标准的病区县（市、区、旗）大部分分布在内蒙古、山西、陕西、甘肃、山东、河南 6 个病区省（区、市），其他病区省（区、市）有少量分布。2014 年共调查克山病病区县（市、区、旗）为 193 个，占全部病区县（市、区、旗）的 58.8%。达到消除标准的病区县（市、区、旗）为 130 个（67.4%），未达到消除标准的病区县（市、区、旗）为 63 个（32.6%）。其中，在各个病区省（区、市）均有病区县（市、区、旗）未达到消除标准，且甘肃、陕西、云南、四川、山东 5 个省（区、市）的病区县（市、区、旗）居多，其详细分布见表 8-3-1。

表 8-3-1 　2013—2014 年克山病病区县级水平消除效果

年份	病区县（市、区、旗）	
	消除	未消除
2013	柳河、抚松、珲春、巴彦、通河、延寿、依安、克东、拜泉、讷河、虎林、绥滨、宝清、饶河、嘉荫、桦川、勃利、东宁、绥芬河、穆棱、宁安、嫩江、逊克、北安、肇东、利川、涪陵、忠县、开县、米易、青川、威远、峨边、洪雅、渠县、万源、雨城、乐至、九龙、德昌、宁南、昭觉、越西、美姑、雷波、威宁、晋宁、禄劝、寻甸、安宁、绥江、永仁、宾川、弥渡、巍山、云龙、剑川、永善、梅河口、江源、南江、和龙、双柏、邻水、松山、靖宇、布拖、西丰、集安、志丹、康保、武都、蒙阴、礼泉、新泰、舒兰	石楼、清原、永吉、磐石、伊通、敦化、山亭、临朐、岱岳、东港、岚山、卢氏、昭化、沐川、汶川、理县、嵩明、腾冲、元谋、堆龙德庆、耀州、岐山、麟游、乾县、永寿、安塞、商州、礼县、吉县、永和、交口、鄂伦春、扎兰屯、扎赉特、多伦、东丰、铁力、汤原、五大连池、洛宁、灵宝、姚安、千阳、华州、宝塔、洛川、崆峒、泾川、华亭、合水、正宁、成县、西和
2014	沁源、安泽、大宁、船营、丰满、龙山、西安、二道江、长白、依兰、方正、宾县、木兰、阿城、五常、梅里斯、龙江、甘南、克山、滴道、麻山、鸡东、东山、岭东、四方台、集贤、萨尔图、杜尔伯特、郊区、富锦、桃山、茄子河、林口、海林、爱辉、孙吴、兰西、青冈、庆安、明水、绥棱、安达、海伦、呼玛、塔河、沂源、泗水、莒南、长寿、梁平、丰都、忠县、石柱、盐边、利州、洪雅、通川、万源、名山、汉源、石棉、芦山、宝兴、安岳、简阳、会理、普格、金阳、美姑、雷波、五华、盘龙区、富民、麒麟、会泽、昭阳、鲁甸、永胜、个旧、祥云、永平、鹤庆、王益、彬县、秦安、甘谷、张家川、静宁、西峰、岷县、两当、荥经、黄陵、剑阁、富县、渠县、东昌、凤翔、双阳、浑江、安图、延吉、图们、凤县、龙潭、怀来、漾濞、宣汉、天全、平临、临江、宜君、犍为、汪清、通化、赤城、梁河、翁牛特、印台、牟定、隆化、西丰、陇县、大竹、南华、安丘、甘泉、曲阜、涿鹿、洱源	沽源、丰宁、广灵、浮山、蒲县、喀喇沁、太仆寺、桦甸、梨树、龙井、尚志、滕州、沂水、仁和、东兴、马边、峨眉山、雁江、西昌、喜德、冕宁、红塔、峨山、禄丰、大理、长武、淳化、宜川、黄龙、洛南、秦州、清水、华池、徽县、尚义、隰县、克什克腾、宁城、阿荣、莫力达瓦、新宾、蛟河、东辽、辉南、富裕、密山、林甸、桦南、青州、邹城、五莲、莒县、通海、楚雄、大姚、武定、旬邑、麦积、灵台、崇信、庄浪、宁县、宕昌

参考文献

[1]中华人民共和国卫生部，发展改革委，财政部. 全国地方病防治"十二五"规划[EB/OL].（2012–01–12）[2020–5–15]. http://www.gov.cn/zwgk/2012–01/29/content_2053487.htm.

[2]LI Q，LIU M F，HOU J，et al. The prevalence of Keshan disease in China[J]. International Journal of Cardiology，2013，168(2)：1121–1126.

[3]HOPKINS R D. Disease eradication[J]. New England Journal of Medicine，2013，368(1)：54–63.

[4]WANG R B, ZHANG Q F, ZHENG B, et al. Transition from control to elimination: Impact of the 10–year global fund project on malaria control and elimination in China[J]. Advances in Parasitology，2014，86：289–318.

[5]王铜. 克山病消除的评估挑战与机遇[J]. 中华地方病学杂志，2015，34(6)：391–392.

[6]LI S E, WANG T, YE C, et al. An approach to assessment of Keshan disease elimination at the township level[J]. International Health，2016，8(6)：398–404.

[7]郭中影，王铜，韩晓敏，等. 中国克山病防控的描述性空间流行病学研究[J]. 中华地方病学杂志，2018，37(3)：235–238.

[8]郭中影. 克山病空间流行病学的描述性研究[D]. 哈尔滨：哈尔滨医科大学，2018.

[9]韩晓敏，王铜，郭中影，等. 全国慢型克山病空间分布特征分析[J]. 中华地方病学杂志，2018，37 (4)：301–305.

[10]韩晓敏. 全国克山病流行现状的空间流行病学分析性研究[D]. 哈尔滨：哈尔滨医科大学，2018.

[11]ZHANG X，WANG T，LI S E，et al. A Spatial ecology study of Keshan disease and hair Selenium[J]. Biological Trace Element Research，2019，189(2)：370–378.

[12]ZHANG X，WANG T，LI S E, et al. A spatial ecological study of selenoprotein P and Keshan disease[J]. Journal of Trace Element Medicine Biology，2019，51：150–158.

[13]于开俊. 江源区克山病防治"十二五"规划控制与消除评价结果分析[J]. 中国地方病防治杂志，2019，34(4)：395–396.

[14]TOOLE J M. So close: remaining challenges to eradicating polio[J]. Bmc Medicine，2016，14(1)：43.

[15]KHANAL S，SEDAI T R，CHOUDARY G R，et al. Progress Toward Measles Elimination – Nepal，2007—2014[J]. Mmwr Morbidity and Mortality Weekly Report，2016，65(8)：206–210.

[16]NEWBY G，BENNETT A，LARSON E，et al. The path to eradication: A progress report on the malaria–eliminating countries[J]. The Lancet，2016，387(10029)：1775–1784.

第九章　全局空间自相关

空间自相关分析是研究空间中某空间单元与其周围空间单元就某种特征值，通过统计方法，进行空间相关性程度的计算，以分析这些空间单元在空间分布现象的特性。由于样本数据受到在地域分布上具有连续性过程的影响，地理数据常常存在空间自相关，从而数据是非独立的，而用经典统计学来分析空间数据，其结果往往是有偏差或非最优的。因此，为解决这个问题，需对地理数据进行空间自相关分析。空间自相关分析通常可以分为两大类：全域性和局域性指标分析。两者的区别在于全局分析可以探测属性值在整个研究区域的空间聚集类型，但不能确定空间聚集的具体区域范围，而局部分析可以指出研究属性在局部区域内的空间分布有无空间聚集性，可以确定空间聚集的具体区域范围。全局空间自相关分析的统计指标有多种，如 Moran's I，Geary's，Getis，等等，其中 Moran's I（莫兰指数）统计指标灵敏度更高，是应用最广的一个衡量空间自相关性的指标。全局 Moran's I 计算公式如下：

$$I = \frac{n}{\sum\limits_{i=1}^{n}\sum\limits_{j=1}^{n}\omega_{ij}} \times \frac{\sum\limits_{i=1}^{n}\sum\limits_{j=1}^{n}\omega_{ij}(x_i - \bar{x})(x_j - \bar{x})}{\sum\limits_{i=1}^{n}(x_i - \bar{x})^2}$$

式中，n 是参与分析的空间单元数，x_i 和 x_j 分别表示某现象 x 在空间单元 i 和 j 上的观测值。ω_{ij} 为权重空间矩阵。对于区域数据而言，若 i 和 j 相邻，该 ω_{ij} 为 1，不相邻为 0。Moran's I 统计量取值范围为 [−1，+1]，取值为正，表明有空间正相关关系，取值为负，表明有空间负相关关系。对 Moran's I 进行假设检验，Z 值 ≥1.96 或者 ≤−1.96，Moran's I ≠ 0，认为具有空间自相关性，否则 Moran's I = 0，不具有空间自相关性。

本章对 2009—2014 年全国县级克山病患病率、防控效果等变量进行全局空间自相关分析及检验，检测不同县的空间位置上的相关性（Moran's I），定量地揭示空间数据是否相关及其相关的类型，探究其空间聚集性。

第一节 慢型克山病患病率

如图 9-1-1 至图 9-1-3 及表 9-1-1 所示，2009—2010 年慢型克山病患病率全局 Moran's I 分别为 0.10、0.03、0.03，P 值均小于 0.05，说明 2009—2010 年、2011—2012 年、2013—2014 年慢型克山病患病率全局 Moran's I 存在自相关，提示全局存在聚集性，但并不能准确判断存在的聚集区域的具体区域，需要通过局部自相关分析来确定。

表 9-1-1　2009—2014 年慢型克山病患病率全局 Moran's I 自相关分析

年份	Moran's I	Z	P
2009—2010	0.10	9.21	0.00
2011—2012	0.03	3.56	0.00
2013—2014	0.03	2.72	0.00

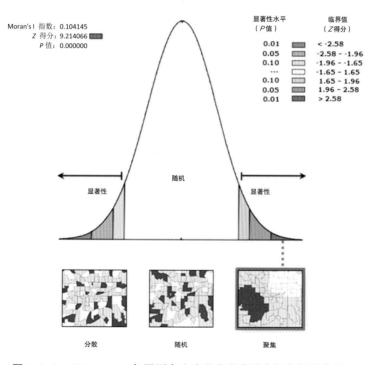

图 9-1-1　2009—2010 年慢型克山病患病率全局空间自相关分析

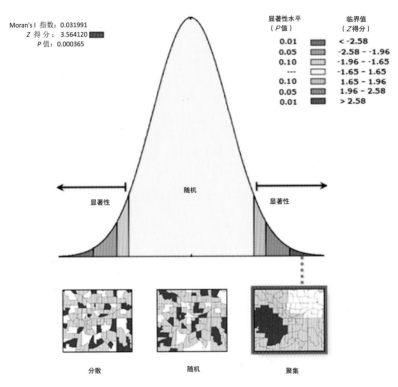

图 9-1-2　2011—2012 年慢型克山病患病率全局空间自相关分析

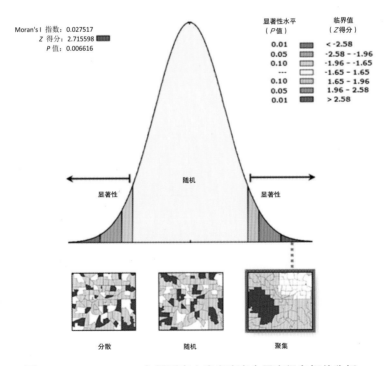

图 9-1-3　2013—2014 年慢型克山病患病率全局空间自相关分析

第二节 潜在型克山病患病率

如图 9-2-1 至图 9-2-3 及表 9-2-1 所示，2009—2010 年、2011—2012 年、2013—2014 年潜在型克山病患病率全局 Moran's I 分别为 0.17、0.15、0.15，P 值均小于 0.05，说明 2011—2012 年、2013—2014 年潜在型克山病患病率全局 Moran's I 存在自相关，提示全局存在聚集性，但并不能准确判断存在的聚集区域的具体区域，需要通过局部自相关分析来确定。

表 9-2-1 2009—2014 年潜在型克山病患病率全局 Moran's I 自相关分析

年份	Moran's I	Z	P
2009—2010	0.17	15.30	0.00
2011—2012	0.15	13.40	0.00
2013—2014	0.15	13.26	0.00

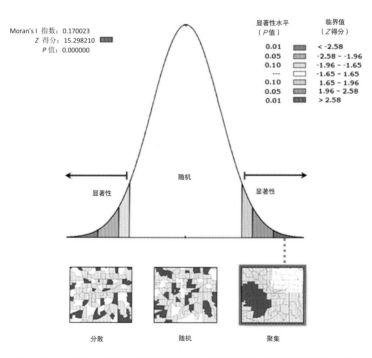

图 9-2-1 2009—2010 年潜在型克山病患病率全局空间自相关分析

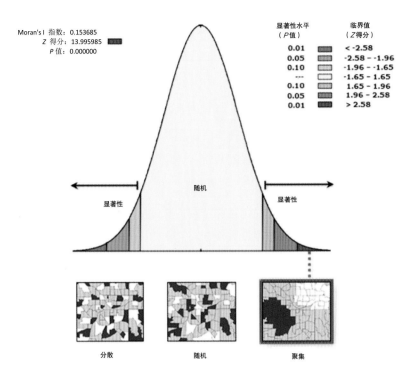

图 9-2-2　2011—2012 年潜在型克山病患病率全局空间自相关分析

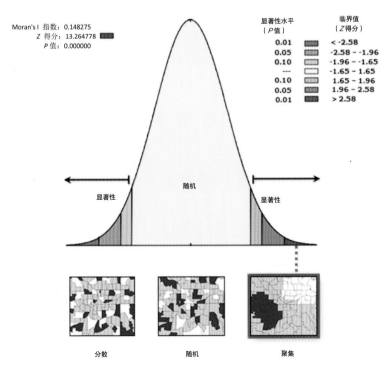

图 9-2-3　2013—2014 年潜在型克山病患病率全局空间自相关分析

第三节　全国克山病病情控制效果

如图 9-3-1 至图 9-3-3 及表 9-3-1 所示，2009—2014 年克山病病情控制效果全局 Moran's I 分别为 0.42、0.09、0.06，P 值均小于 0.05，说明 2009—2010 年、2011—2012 年、2013—2014 年病情控制效果全局 Moran's I 存在自相关，提示全局存在聚集性，但并不能准确判断存在的聚集区域的具体区域，需要通过局部自相关分析来确定。

表 9-3-1　2009—2014 年克山病病情控制效果全局 Moran's I 自相关分析结果

年份	Moran's I	Z	P
2009—2010	0.42	16.45	0.00
2011—2012	0.09	8.17	0.00
2013—2014	0.06	5.10	0.00

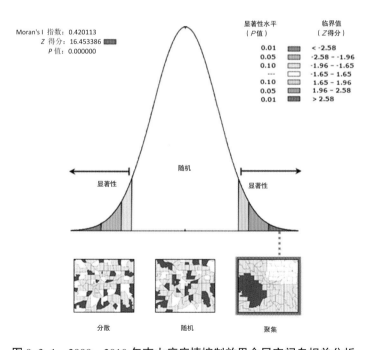

图 9-3-1　2009—2010 年克山病病情控制效果全局空间自相关分析

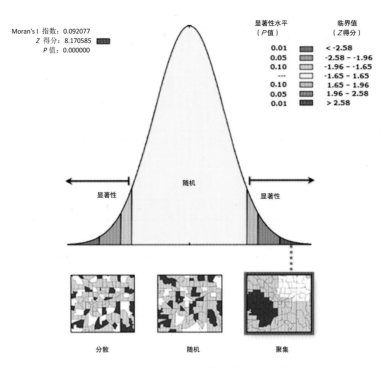

图 9-3-2　2011—2012 年克山病病情控制效果全局空间自相关分析

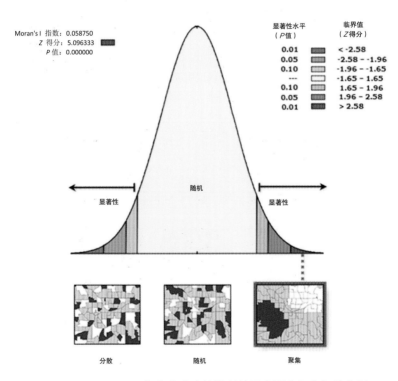

图 9-3-3　2013—2014 年克山病病情控制效果全局空间自相关分析

第四节 全国克山病消除效果

如图 9-4-1 及表 9-4-1 所示，2013—2014 年克山病消除效果全局 Moran's I=0.11，P 值小于 0.05，说明 2013—2014 年克山病消除效果全局 Moran's I 存在自相关，提示全局存在聚集性，但并不能准确判断存在的聚集区域的具体区域，需要通过局部自相关分析来确定。

表 9-4-1 2013—2014 年克山病消除效果全局 Moran's I 自相关分析结果

年份	Moran's I	Z	P
2013—2014	0.11	9.51	0.00

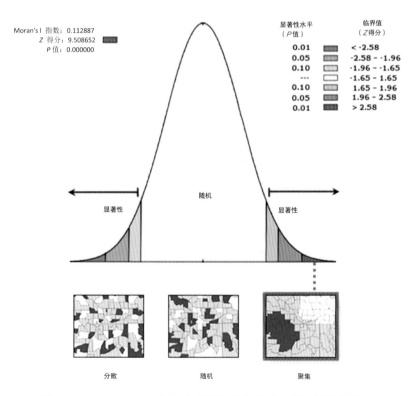

图 9-4-1 2013—2014 年克山病消除效果全局空间自相关分析

运用全局 Moran's I 自相关分析 2009—2014 年全国慢型克山病患病率、潜在型克山病患病率、克山病病情控制效果及消除效果，结果均显示 Moran's I >0，$P < 0.05$，说明全国范围内慢型克山病患病率、潜在型克山病患病率、克山病防控效果空间分布存在聚集性，这与早前付迎春和王丽新等认为克山病空间分布存在聚集性的结果很吻合。全局 Moran's I 系数只能判断研究范围内是否存在空间聚集性，并不能对克山病聚集性的空间位置进行确切定位。然而，实际工作中常常需要确定哪些区域是高患病率聚集区，哪些区域是低患病率聚集区，即需要查明克山病患病的"热点"和"冷点"区域，这对指导克山病区域性综合防治具有重大意义，为此应进一步应用局部空间自相关分析进行聚集性分析和检验。

参考文献

[1]王远飞，何洪林. 空间数据分析方法[M]. 北京：科学出版社，2007.

[2]应倩. 应用空间自相关分析研究肺结核的空间聚集性[D]. 杭州：浙江大学，2012.

[3]周扬，虞浩，梁姝怡，等. 江苏省 2014 年肺结核流行状况空间聚集性分析[J]. 江苏预防医学，2016，27(3)：262-264.

[4]尤超. 空间统计分析在环境污染监测中的应用[J]. 软件导刊，2011，10(9)：35-37.

[5]龙良辉. 空间自相关分析方法与应用研究[D]. 昆明：昆明理工大学，2015.

[6]孙利谦，胡艺，李锐，等. 地方病空间流行病学分析方法的研究进展[J]. 中华地方病学杂志，2015，34(8)：614-616.

[7]韩晓敏，王铜，郭中影，等. 全国慢型克山病空间分布特征分析[J]. 中华地方病学杂志，2018，37 (4)：301-305.

[8]高杰,张志杰,王增亮,等. 2008—2010 年山东省居民饮用水碘空间分布特征分析[J]. 中华预防医学杂志，2013，47(1)：18-22.

[9]汪旸，陈晓东. 江苏省地方性氟中毒的区域型空间自相关性研究[J]. 中国地方病学杂志，2007，26(2)：217-219.

[10]汪旸. 地理信息系统(GIS)在研究江苏省地方性氟中毒流行中的应用[D]. 南京：东南大学，2004.

[11]高杰，高红旭，云中杰，等. 基于地理信息系统的山东省居民饮用水水氟空间分布特征分析[J]. 中华地方病学杂志，2018，37(4)：283-286.

[12]郑剑，唐益，查文婷，等. 湖南省 2012 和 2013 年肺结核 GIS 空间流行病学分析[J]. 中国公共卫生，2015，31(12)：1590-1593.

[13]ZHANG X，WANG T，LI S E，et al. A spatial ecological study of selenoprotein P and Keshan disease[J]. Journal of Trace Element Medicine Biology，2019，51：150-158.

[14]ZHANG X，WANG T，LI S E，et al. A Spatial ecology study of Keshan disease and hair

Selenium[J]. Biological Trace Element Research，2019，189(2)：370−378.

[15]BARANKANIRA E，MOLINARI N，NIYONGABO T，et al. Spatial analysis of HIV infection and associated individual characteristics in Burundi: indications for effective prevention[J]. BMC Public Health，2016，16：118.

[16]ZHANG H Y，YANG L P，LI L P，et al. The epidemic characteristics and spatial autocorrelation analysis of hand，foot and mouth disease from 2010 to 2015 in Shantou，Guangdong，China[J]. BMC Public Health，2019，19(1)：998.

[17]韩晓敏. 全国克山病流行现状的空间流行病学分析性研究[D]. 哈尔滨：哈尔滨医科大学，2018.

[18]BARBOSA C C，Do BONFIM C V，BRITO C M，et al. Spatial analysis of reported new cases and local risk of leprosy in hyper−endemic situation in Northeastern Brazil[J]. Tropical Medicine and International Health，2018，23(7)：748−757.

第十章　空间插值分析

空间插值是由已知的空间数据估计（预测）未知空间数据的方法。空间插值分析利用样本点值的空间分布规律对未抽样点值进行估计，估计值可以制作疾病专题地图，供卫生决策参考。

本章通过 ArcGIS 地统计向导工具，对反距离（IDW）插值、克里格（Kriging）插值结果进行交叉验证预测分析，评估两种方法预测表面的误差和变异性，选择最优空间插值方法进行空间预测，分别分析全国慢型克山病、潜在型克山病的患病率、控制效果、消除情况，然后在此基础上进行局部空间自相关分析，寻找全国克山病病区范围内的聚集区域。

第一节　交叉验证预测分析

通过 ArcGIS 地统计向导工具，以 2013—2014 年克山病数据为例，对反距离加权插值、克里格插值结果进行交叉验证预测分析，评估最优插值预测模型，主要有两种评估参数。第一种，预测误差的均值、预测误差的均方根，两项的值越小说明预测的误差越小。克里格插值的平均值误差越接近于均方根误差，说明预测越精准。第二种，X 轴代表样点的真实值，Y 轴代表内插出来的样点值，灰色线代表理论上的点值和曲线，蓝色线代表内插出点值的拟合曲线。蓝色线与灰色线越吻合，说明内插效果越好。

一、慢型克山病患病率插值交叉验证

慢型克山病患病率 IDW 插值、Kriging 插值交叉验证结果分别为，Mean（预测误差均值）=3.391，Root-Mean-Square（预测误差的均方根）=5.541；Mean = −0.013，Root-Mean-Square = 0.091。显然 Kriging 的预测误差均值、均方根更小，说明 Kriging 插值预测更精准。另外从图 10-1-1 中可以看出，Kriging 插值交叉验证蓝色线与灰色线（测量值与预测值）吻合程度高于 IDW 插值，也说明 Kriging 插值分析拟合出来的表面更精确。因此采用克里格插值进行慢型克山病患病率表面插值分析。

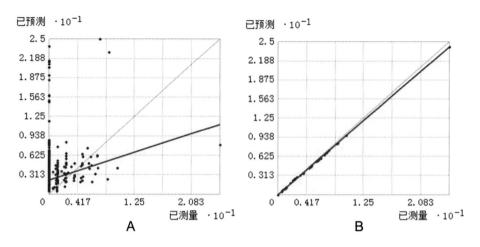

图 10-1-1　慢型克山病患病率空间插值交叉验证结果

（A）IDW；（B）Kriging

二、潜在型克山病患病率插值交叉验证

潜在型克山病患病率 IDW 插值、Kriging 插值交叉验证结果分别为，Mean = 9.729，Root-Mean-Square = 20.189；Mean = −0.742，Root-Mean-Square = 10.539。显然 Kriging 的预测误差均值、均方根更小，说明 Kriging 插值预测更精准。另外从图 10-1-2 中可以看出，Kriging 插值交叉验证蓝色线与灰色线（测量值与预测值）吻合程度高于 IDW 插值，也说明 Kriging 插值分析拟合出来的表面更精确。因此，采用克里格插值进行潜在型克山病患病率表面插值分析。

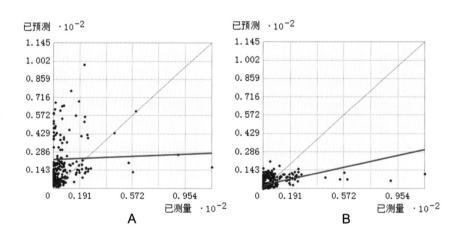

图 10-1-2　潜在型克山病患病率空间插值交叉验证结果

（A）IDW；（B）Kriging

三、克山病控制效果插值交叉验证

克山病控制效果 IDW 插值、Kriging 插值交叉验证结果分别为，Mean = –0.001，Root–Mean–Square = 0.382；Mean = –0.005，Root–Mean–Square = 0.016。显然 Kriging 的预测误差均值、均方根更小，说明 Kriging 插值预测更精准。另外从图 10-1-3 中可以看出，Kriging 插值交叉验证蓝色线与灰色线（测量值与预测值）吻合程度高于 IDW 插值，也说明 Kriging 插值分析拟合出来的表面更精确。因此，采用克里格插值进行克山病控制效果表面插值分析。

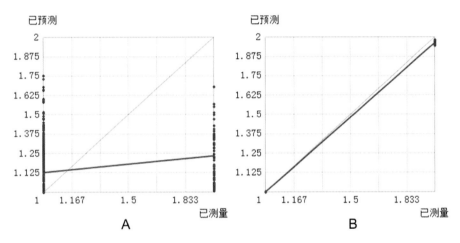

图 10-1-3　克山病控制效果空间插值交叉验证结果

（A）IDW；（B）Kriging

四、克山病消除效果插值交叉验证

克山病消除效果 IDW 插值、Kriging 插值交叉验证结果分别为，Mean = 0.108，Root–Mean–Square = 0.478；Mean = 0.014，Root–Mean–Square = 0.023。显然 Kriging 的预测误差均值、均方根更小，说明 Kriging 插值预测更精准。另外从图 10-1-4 中可以看出，Kriging 插值交叉验证蓝色线与灰色线（测量值与预测值）吻合程度高于 IDW 插值，也说明 Kriging 插值分析拟合出来的表面更精确。因此，采用克里格插值进行克山病消除效果表面插值分析。

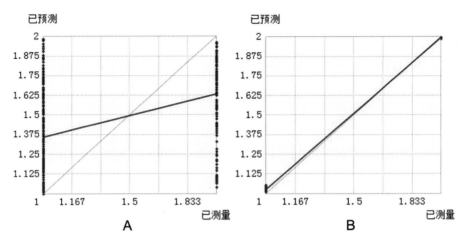

图 10-1-4 克山病消除效果空间插值交叉验证结果图

（A）IDW；（B）Kriging

第二节 慢型克山病患病率

利用克里格插值地图可以对地图属性值和总体趋势进行平滑和连续显示，对 2013—2014 年期间各病区县（市、区、旗）慢型克山病患病率进行插值作图，了解慢型克山病患病率的空间分布情况，见图 10-2-1，蓝色到红色表示患病率逐渐增高，如此得到全国慢型克山病患病率分布模拟地图。2013—2014 年位于甘、陕、蒙的病区县（市、区、旗）患病率较高，黑、吉、辽、晋、鲁、豫和滇等省（区、市）仅有个别病区县（市、区、旗）患病率较高，其余省（区、市）的病区县（市、区、旗）患病率均处于较低水平，接近于 0。

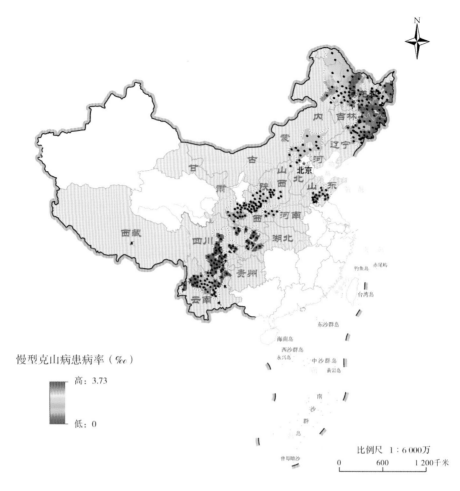

慢型克山病患病率（‰）

高：3.73

低：0

审图号：GS 黑（2022）67 号

图 10-2-1 2013—2014 年慢型克山病患病率克里格插值预测

第三节 潜在型克山病患病率

　　利用克里格插值地图可以平滑和连续显示地图属性值和总体趋势的特点，对 2013—2014 年期间各病区县（市、区、旗）潜在型克山病患病率进行插值作图，了解潜在型克山病患病率的空间分布情况，见图 10-3-1，蓝色到红色表示患病率逐渐增高，如此得到 2013—2014 年全国潜在型克山病患病率分布模拟地图。2013—2014 年潜在型克山病患病率较高的病区县（市、区、旗）主要位于甘、冀、晋、鲁和陕等省（区、市），其他省（区、市）的病区县（市、区、旗）患病率均处于较低水平。

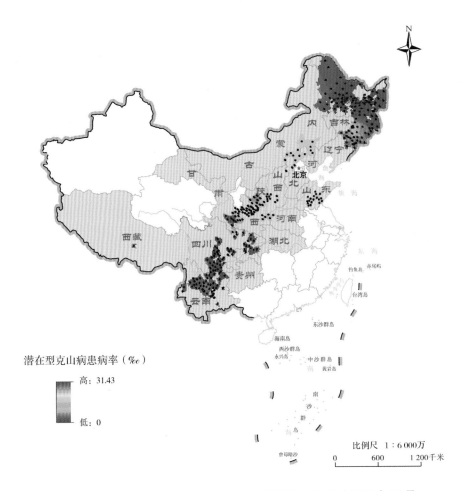

潜在型克山病患病率（‰）

高：31.43

低：0

审图号：GS 黑（2022）67 号

图 10-3-1　2013—2014 年潜在型克山病患病率克里格插值预测

第四节　克山病控制效果

利用克里格插值地图可以平滑和连续显示地图属性值和总体趋势的特点，对2013—2014年期间每个时间阶段各病区县（市、区、旗）克山病控制效果进行插值作图，了解克山病控制效果的空间分布情况，见图10-4-1，蓝色到红色表示控制效果从控制水平到未控制水平，如此得到2013—2014年全国克山病控制效果分布模拟地图。2013—2014年预测全国有16.46%的病区县（市、区、旗）处于未控制状态，病情未控制病区县（市、区、旗）主要位于蒙、冀、晋、豫、陕和甘等省（区、市），而黑、吉、辽、川和滇等省（区、市）病情未控制的病区县（市、区、旗）较少。

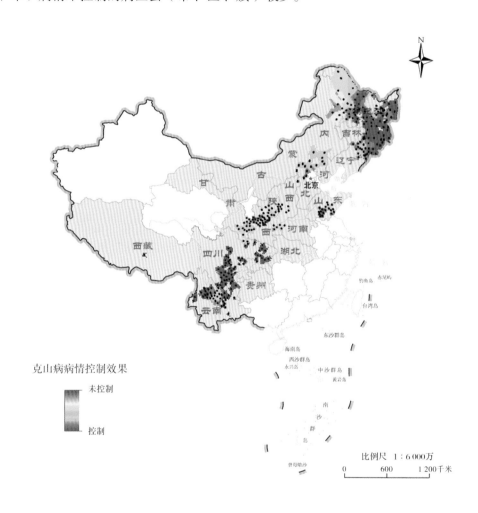

审图号：GS黑（2022）67号

图10-4-1　2013—2014年克山病控制效果克里格插值预测

第五节　克山病消除效果

利用克里格插值地图可以平滑和连续显示地图属性值和总体趋势的特点，对 2013—2014 年期间每个时间阶段各病区县（市、区、旗）克山病消除效果进行插值作图，了解克山病消除效果的空间分布情况，见图 10-5-1，蓝色到红色表示消除效果从消除水平到未消除水平。如此得到全国克山病消除效果分布模拟地图。2013—2014 年预测全国有 35.06% 的病区县（市、区、旗）处于未消除状态，未消除病区县主要位于蒙、冀、晋、鲁、豫、陕和甘等省（区、市），黑、吉、辽、川和滇等省（区、市）的未消除状态病区县（市、区、旗）较少，大部分达到消除状态。

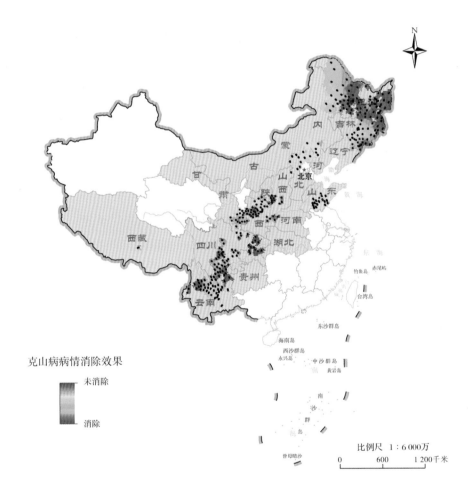

审图号：GS 黑（2022）67 号

图 10-5-1　2013—2014 年克山病消除效果克里格插值预测

参考文献

[1]靳国栋，刘衍聪，牛文杰. 距离加权反比插值法和克里金插值法的比较[J]. 长春工业大学学报(自然科学版)，2003，24(3): 53–57.

[2]朱求安，张万昌，余钧辉. 基于 GIS 的空间插值方法研究[J]. 江西师范大学学报（自然科学版），2004，28(2)：183–188.

[3]韩晓敏，王铜，郭中影，等. 全国慢型克山病空间分布特征分析[J]. 中华地方病学杂志，2018，37 (4)：301–305.

[4]MICHIEL R，O'LENICK C，MONAGHAN A，et al. Application of geostatistical approaches to predict the spatio–temporal distribution of summer ozone in Houston，Texas[J]. Journal of Exposure Science and Environmental Epidemiology，2019，29(6): 806–820.

[5]QIAO P W，LEI M，YANG S C，et al. Comparing ordinary kriging and inverse distance weighting for soil as pollution in Beijing[J]. Environmental Science and Pollution Research，2018，25：15597–15608.

[6]DING Q，WANG Y，ZHUANG D F. Comparison of the common spatial interpolation methods used to analyze potentially toxic elements surrounding mining regions[J]. Journal of Environmental Management，2018，212：23–31.

[7]ZARCO–PERELLO S，SIMOES N. Ordinary kriging vs inverse distance weighting: spatial interpolation of the sessile community of Madagascar reef，Gulf of Mexico[J]. Peer J，2017，5(11)：e4078.

[8]PFEIFFER D U，ROBINSON T P，STEVENSON M，et al. Spatial Analysis in Epidemiology[M]. New York：Oxford University Press，2008.

[9]KOHNO K，NARIMATSU H，OTANI K，et al. Applying spatial epidemiology to hematological disease using R: A guide for hematologists and oncologists[J]. Journal of Blood Medicine，2014，5：31–36.

[10]MUSA G J，CHIANG P H，SYLK T，et al. Use of GIS mapping as a public health tool–from

cholera to cancer[J]. Health Services Insights，2013，6(6)：111–116.

[11]韩晓敏. 全国克山病流行现状的空间流行病学分析性研究[D]. 哈尔滨：哈尔滨医科大学，2018.

[12] PULLAN R L，STURROCK H J，SOARES MAGALHAES R J，et al. Spatial parasite ecology and epidemiology: a review of methods and applications [J]. Parasitology，2012，139(14)：1870-1887.

[13] NAJAFABADI A T，POURHASSAN M. Integrating the geographic information system into cancer research [J]. Indian Journal of Cancer，2011，48(1)：105-109.

第十一章　局部空间自相关

空间自相关分析可根据分析的目标范围不同，分为全局空间自相关分析和局部空间自相关分析。全局空间自相关用来分析在整个研究范围内某属性是否具有空间自相关性，但不能确切地指出具体聚集在哪些地方。局部空间自相关可以用来分析疾病的某属性在局部地点是否具有自相关性，结果可以用来解释分析空间的聚集性及是否存在焦点。本研究采用局部 Moran's I 进行慢型克山病患病率及潜在型克山病患病率、防控效果的空间自相关分析及检验。在 ArcGIS 9.0 中通过其输出字段的显著性水平，寻找具有统计学意义的高值（HH）聚类、低值（LL）聚类、高低（HL）聚类和低高（LH）聚类，并在地图中用不同颜色标注。局部 Moran's I 指数计算公式如下：

$$I_i = \frac{(x_i - \bar{x})}{\sum\limits_{j=1, j\neq i}^{n}(x_j - \bar{x})^2/(n-1) - \bar{x}^2} \sum\limits_{j=1, j\neq i}^{n} w_{ij}(x_j - \bar{x})$$

HH 和 LL 表现为正相关，局部 Moran's I 均大于 0，HH 表示观测值高值与高值聚集在一起，LL 表示低值与低值聚集在一起；HL 和 LH 表现为负相关，HL 表示观测值高值被周围低值包围，LH 表示低值被周围高值包围。局部 Moran's I 更适合对小范围疾病具体状况的判断。根据局部空间自相关分析结果，进一步分析低值聚集区域对防控的有利影响因素，可为其他克山病病区防控工作指明方向，优化自身弱项，增强克山病防控工作的效果。

第一节　慢型克山病患病率

2009—2010 年全国慢型克山病患病率局部空间关联指标结果，局部 Moran's I 正值介于 0.001~0.378 之间，局部 Moran's I 负值介于 -0.532~-0.001，经检验有统计学意义，见表 11-1-1。HH 区域有 26 个，蒙、陕、甘、黑和吉等的病区县（市、区、旗），即属于慢型克山病高患病率聚集区域；HL 区域有 9 个，黑、川和滇等省（区、市）的病区县（市、区、旗），即慢型克山病高患病率病区周围是慢型克山病低患病率病区；LH 区域有 1

个，河北省的隆化县，即慢型克山病低患病率病区周围是慢型克山病高患病率病区；LL区域有 25 个，主要位于川、黔和滇等省（区、市）的病区县（市、区、旗），即慢型克山病低患病率聚集区。

表 11-1-1　2009—2010 年慢型克山病患病率局部 Moran's I 自相关分析

聚集类型	县（市、区、旗）
HH	克什克腾、翁牛特、喀喇沁、宁城、扎兰屯、阿荣、莫力达瓦、鄂伦春、多伦、五大连池、岐山、陇县、千阳、麟游、旬邑、洛川、西和、崆峒、泾川、灵台、崇信、华亭、庄浪、合水、宁县、伊通
HL	密山、汶川、喜德、红塔、牟定、大姚、腾冲、仁和、汤原
LH	隆化
LL	沐川、峨边、荥经、汉源、石棉、天全、九龙、德昌、会东、宁南、普格、布拖、金阳、昭觉、越西、甘洛、美姑、威宁、昭阳、鲁甸、永善、绥江、雷波、麒麟、会泽

2011—2012 年全国慢型克山病患病率局部空间关联指标结果，局部 Moran's I 正值介于 0.001~0.086 之间，局部 Moran's I 负值介于 -0.214~-0.012，经检验有统计学意义，见表 11-1-2。HH 区域有 14 个，主要位于蒙、陕、甘和吉等省（区、市）的病区县（市、区、旗）；HL 区域有 3 个，林甸、汤原和四川省攀枝花市仁和区；LH 区域有 5 个，主要位于蒙、甘和黑等省（区、市）的病区县（市、区、旗）；不存在 LL 聚集区域。

2013—2014 年全国慢型克山病患病率局部空间关联指标结果，局部 Moran's I 正值介于 0.001~0.084 之间，局部 Moran's I 负值介于 -0.067~-0.012，经检验有统计学意义，见表 11-1-2。HH 区域有 12 个，主要位于甘、蒙和晋的病区县（市、区、旗），形成高患病率聚集区；HL 区域有 4 个，主要位于黑、吉和鲁等省（区、市）的病区县（市、区、旗），属于高患病率病区周围是低患病率病区；黑龙江省的病区县（市、区、旗）属于 LH 区域，表示这些低患病率病区周围是高患病率病区；不存在 LL 聚集区。

表 11-1-2　2011—2014 年慢型克山病患病率局部 Moran's I 自相关分析

年份	HH	HL	LH
2011—2012	克什克腾、阿荣、莫力达瓦、鄂伦春、陇县、千阳、崆峒、灵台、崇信、华亭、庄浪、合水、正宁、伊通	林甸、仁和、汤原	宁城、张家川、静宁、东山、郊区
2013—2014	陇县、扎兰屯、阿荣、莫力达瓦、鄂伦春、崆峒、灵台、崇信、华亭、合水、正宁、宁县	邹城、蛟河、林甸、汤原	东山、佳木斯、郊区

第二节 潜在型克山病患病率

2009—2010 年全国潜在型克山病患病率局部空间关联指标结果，局部 Moran's I 正值介于 0.046~0.882 之间，局部 Moran's I 负值介于 -0.205~-0.065，经检验有统计学意义，见表 11-2-1。HH 区域有 41 个，主要位于冀、晋、蒙、鲁、陕、甘和川等省（区、市）的病区县（市、区、旗），属于潜在型克山病高患病率聚集区域；HL 区域有 5 个，主要位于蒙、吉、黑、川和滇等省（区、市）的病区县（市、区、旗），即表示这些潜在型克山病高患病率病区周围是低患病率病区；LH 区域有 15 个，主要位于冀、晋、蒙、川、陕和甘等省（区、市）的病区县（市、区、旗），即表示潜在型克山病低患病率病区周围是高患病率病区；LL 区域有 29 个，位于黑龙江省的病区县（市、区、旗），即潜在型克山病低患病率聚集区。

表 11-2-1 2009—2010 年潜在型克山病患病率局部 Moran's I 自相关分析

聚集类型	县（市、区、旗）
HH	张北、崇礼、丰宁、围场、交口、吉县、永和、克什克腾、喀喇沁、多伦、临朐、青州、曲阜、邹城、东港、莒县、莒南、卢氏、千阳、麟游、凤县、宝塔、安塞、甘泉、宜川、黄龙、商州、宕昌、成县、西和、礼县、徽县、崆峒、泾川、灵台、崇信、华亭、华池、北道、山亭、岱岳
HL	阿荣、蛟河、桦南、西昌、红塔
LH	涿鹿、沁源、石楼、安泽、大宁、太仆寺、泗水、陇县、清水、秦安、甘谷、张家川、岷县、西峰、镇原
LL	依兰、方正、宾县、巴彦、木兰、通河、延寿、阿城、尚志、虎林、密山、绥滨、饶河、嘉荫、铁力、富锦、林口、海林、爱辉、逊克、海伦、兰西、庆安、绥棱、东山、麒麟、汤原、宝清、穆棱

2011—2012 年全国潜在型克山病患病率局部空间关联指标结果，局部 Moran's I 正值介于 0.048~0.943 之间，局部 Moran's I 负值介于 -0.194~-0.098，经检验有统计学意义，见表 11-2-2。HH 区域有 34 个，位于冀、晋、蒙、鲁、豫、陕和甘等省（区、市）的病区县（市、区、旗），即属于潜在型克山病高患病率聚集区域；HL 区域有 2 个，主要位于吉林省的蛟河市和黑龙江省的桦南县，即表示蛟河市和桦南县等潜在型克山病高患病率病区周围是低患病率病区；LH 区域有 12 个，豫、陕和甘等省（区、市）的病区县（市、区、旗），即表示这些潜在型克山病低患病率病区周围是高患病率病区；LL 区域有 2 个，位于黑龙江省的嘉荫和逊克县，即低患病率聚集区。

2013—2014 年全国潜在型克山病患病率局部空间关联指标结果，局部 Moran's I 正值介于 0.048 ~ 0.217 之间，局部 Moran's I 负值介于 –0.324~–0.011，经检验有统计学意义，见表 11-2-2。HH 区域有 19 个，位于冀、晋、蒙、陕和甘等省（区、市）的病区县（市、区、旗），即属于潜在型克山病高患病率聚集区域；LH 区域有 1 个，位于甘肃的岷县，表示潜在型克山病低患病率病区周围是潜在型克山病高患病率病区。

表 11-2-2　2011—2014 年潜在型克山病患病率局部 Moran's I 自相关分析

年份	HH	HL	LH	LL
2011—2012	张北、崇礼、丰宁、围场、交口、吉县、喀喇沁、太仆寺、多伦、青州、曲阜、东港、卢氏、麟游、凤县、宝塔、安塞、甘泉、宜川、黄龙、商州、洛南、宕昌、成县、西和、礼县、徽县、崆峒、泾川、灵台、崇信、华亭、华池、北道	蛟河、桦南	灵宝、陇县、千阳、清水、秦安、甘谷、张家川、岷县、两当、静宁、西峰、镇原	嘉荫、逊克
2013—2014	丰宁、石楼、多伦、麟游、宜川、黄龙、成县、西和、礼县、徽县、崆峒、灵台、华亭、合水、正宁、永寿、华池、北道、秦城	*	岷县	*

注：　*代表不存在此种中间关联类型。

第三节　克山病的控制效果

2009—2010 年全国克山病控制效果局部空间关联指标结果，局部 Moran's I 正值介于 0.052~0.382 之间，局部 Moran's I 负值介于 –0.256~–0.001，见表 11-3-1。HH 区域有 57 个，主要位于冀、晋、蒙、豫、陕和甘等省（区、市）的病区县（市、区、旗），即属于未控制病区县聚集区域；HL 区域有 17 个，主要位于黑、川和滇等省（区、市）的病区县（市、区、旗），即在这些病情控制的省（区、市）中也存在未控制区域；LH 区域有 21 个，表示冀、晋、陕和甘等控制差的省（区、市）中也存在控制区域；LL 区域有 52 个，主要位于川、黔和滇等省（区、市），表示病情得到控制的病区县（市、区、旗）聚集区。

表 11-3-1　2009—2010 年克山病病情控制效果局部 Moran's I 自相关分析

关联类型	县（市、区、旗）
HH	张北、康保、沽源、尚义、崇礼、丰宁、围场、广灵、交口、浮山、蒲县、隰县、松山、克什克腾、翁牛特、喀喇沁、宁城、太仆寺、多伦、洛宁、卢氏、灵宝、耀州、凤翔、岐山、陇县、千阳、麟游、凤县、永寿、彬县、长武、旬邑、淳化、华州、洛川、黄龙、商州、洛南、清水、岷县、宕昌、西和、礼县、崆峒、泾川、灵台、崇信、华亭、庄浪、西峰、合水、正宁、宁县、镇原、华池、秦城

关联类型	县（市、区、旗）
HL	桦南、仁和、马边、峨眉山、汶川、喜德、冕宁、洪雅、雁江、嵩明、牟定、姚安、大姚、永仁、元谋、禄丰、腾冲
LH	怀来、涿鹿、赤城、隆化、沁源、石楼、安泽、大宁、乾县、礼泉、安塞、志丹、富县、宜川、黄陵、秦安、甘谷、张家川、静宁、庆阳、北道
LL	米易、盐边、威远、东兴、犍为、沐川、峨边、名山、荥经、汉源、石棉、天全、芦山、宝兴、九龙、西昌、德昌、会理、会东、宁南、普格、布拖、金阳、昭觉、越西、甘洛、美姑、雷波、威宁、富民、禄劝、昭阳、永善、绥江、南华、个旧、大理、漾濞、祥云、宾川、弥渡、巍山、永平、云龙、洱源、剑川、鹤庆、梁河、永胜、麒麟、会泽、寻甸

2011—2012 年全国克山病病情控制效果局部空间关联指标结果，局部 Moran's I 正值介于 0.063 ~ 0.526 之间，局部 Moran's I 负值介于 –0.234~–0.046，经检验有统计学意义，见表 11-3-2。HH 区域有 43 个，主要位于冀、晋、蒙、豫、陕和甘等省（区、市）的病区县（市、区、旗），即属于未控制病区县（市、区、旗）聚集区域；HL 区域有 19 个，位于吉、黑、川和滇等省（区、市）的病区县（市、区、旗），即表示未控制病区县（市、区、旗）周围是控制病区县（市、区、旗）；LH 区域有 22 个，主要位于晋、陕和甘的病区县（市、区、旗），表示这些病情得到控制的病区县（市、区、旗）周围是未控制病区县（市、区、旗）。

表 11-3-2　2011—2012 年克山病病情控制效果局部 Moran's I 可视化分析

聚集类型	县（市、区、旗）
HH	沽源、尚义、崇礼、围场、交口、吉县、蒲县、永和、隰县、克什克腾、太仆寺、多伦、洛宁、卢氏、灵宝、耀州、岐山、陇县、千阳、麟游、凤县、旬邑、淳化、华州、宝塔、洛川、黄龙、商州、清水、成县、西和、崆峒、泾川、灵台、崇信、华亭、庄浪、合水、正宁、宁县、永寿、华池、北道
HL	长白、安图、林甸、铁力、海林、北安、五大连池、马边、峨眉山、喜德、冕宁、嵩明、通海、大姚、元谋、禄丰、腾冲、仁和、汤原
LH	广灵、沁源、石楼、浮山、大宁、凤翔、乾县、礼泉、彬县、长武、安塞、志丹、甘泉、富县、宜川、黄陵、洛南、张家川、静宁、西峰、庆阳、镇原

2013—2014 年全国克山病病情控制效果局部空间关联指标结果，局部 Moran's I 正值介于 0.001 ~ 0.651 之间，局部 Moran's I 负值介于 –0.211~–0.001 之间，经检验有统计学意

义，见表 11-3-3。HH 区域有 11 个，主要位于晋、陕两省（区、市）的病区县（市、区、旗），即属于未控制病区县（市、区、旗）聚集区域；HL 区域有 7 个，位于吉、黑、蒙和滇等省（市、区）的病区县（市、区、旗），即属于未控制病区县（市、区、旗）周围是控制病区县（市、区、旗）；LH 区域有 22 个，主要位于晋、蒙、黑、豫、陕和甘等省（区、市）的病区县（市、区、旗），表示这些病情得到控制的病区县（市、区、旗）周围是未控制病区县（市、区、旗）。

表 11-3-3　2013—2014 年克山病病情控制效果局部 Moran's I 自相关分析

聚集类型	县（市、区、旗）
HH	永和、隰县、千阳、旬邑、崆峒、泾川、灵台、崇信、合水、正宁、宁县
HL	尚义、宁城、蛟河、密山、五大连池、邹城、通海
LH	石楼、蒲县、大宁、龙江、甘南、讷河、卢氏、岐山、陇县、麟游、长武、志丹、甘泉、富县、宜川、黄龙、黄陵、清水、张家川、西峰、华池、梅里斯

第四节　克山病的消除效果

2013—2014 年全国克山病病情消除效果局部空间关联指标结果，局部 Moran's I 为正值的有 218 个县（市、区、旗），局部 Moran's I 正值介于 0.111～0.425 之间，局部 Moran's I 为负值的有 109 个县（市、区、旗），局部 Moran's I 负值介于 -0.381～-0.138，但经检验有统计学意义，见表 11-4-1。HH 区域有 61 个，主要位于冀、晋、蒙、鲁、豫、陕和甘等省（区、市）的病区县（市、区、旗），表示克山病未消除病区县（市、区、旗）聚集区域；HL 区域有 29 个，位于蒙、吉、黑、川和滇等省（市、区）的病区县（市、区、旗），即属于未消除病区县（市、区、旗）周围是消除病区县（市、区、旗）；LH 区域有 27 个，表示克山病消除病区县（市、区、旗）周围是未消除病区县（市、区、旗）；LL 区域有 49 个，表示黑、黔和滇等省（市、区）的克山病消除病区县（市、区、旗）聚集区域。

表 11-4-1 2013—2014 年克山病消除效果局部 Moran's I 自相关分析

聚集类型	县（市、区、旗）
HH	沽源、尚义、丰宁、广灵、石楼、交口、浮山、吉县、蒲县、永和、隰县、克什克腾、太仆寺、多伦、滕州、临朐、青州、东港、五莲、莒县、沂水、洛宁、卢氏、灵宝、耀州、岐山、千阳、麟游、乾县、永寿、长武、旬邑、淳化、华州、宝塔、安塞、洛川、宜川、黄龙、商州、洛南、清水、宕昌、成县、西和、礼县、徽县、崆峒、泾川、灵台、崇信、华亭、庄浪、合水、正宁、宁县、华池、北道、秦城、山亭、岱岳
HL	扎兰屯、阿荣、莫力达瓦、鄂伦春、扎赉特、蛟河、桦甸、辉南、敦化、尚志、富裕、密山、林甸、铁力、桦南、五大连池、沐川、马边、峨眉山、西昌、喜德、冕宁、嵩明、大理、腾冲、仁和、汤原、龙井、永吉
LH	康保、涿鹿、赤城、隆化、沁源、安泽、大宁、安丘、莒南、宜君、凤翔、陇县、凤县、礼泉、彬县、志丹、甘泉、富县、黄陵、秦安、甘谷、张家川、岷县、武都、两当、静宁、西峰
LL	依兰、方正、宾县、巴彦、木兰、通河、延寿、阿城、五常、克东、拜泉、鸡东、虎林、绥滨、集贤、饶河、嘉荫、富锦、勃利、东宁、林口、绥芬河、海林、宁安、爱辉、逊克、孙吴、北安、安达、肇东、海伦、兰西、青冈、庆安、明水、绥棱、威宁、鲁甸、东山、四方台、茄子河、桃山、麻山、滴道、桦川、宝清、穆棱、珲春、汪清

参考文献

[1]饶华祥，蔡芝锋，徐莉立，等. 青海省 2014—2016 年肺结核空间分布特征及可视化分析[J]. 中华流行病学杂志，2018，39(3)：347–351.

[2]宋艳华，马金辉，刘峰. 基于 GIS 的中国气温空间分布与分区初探[J]. 干旱区资源与环境，2006，20(4)：18–23.

[3]ZHANG C S，LUO L，XU W L，et al. Use of local Moran's I and GIS to identify pollution hotspots of Pb in urban soils of Galway，Ireland[J]. Science of the Total Environment，2008，398(1–3)：212–221.

[4]李亚明. 吉林省 2012—2016 年细菌性痢疾流行特征和空间分布特点分析[D]. 吉林：吉林大学，2017.

[5]LINDA B，JOSE A J，SUSAN H，et al. Methodologic Issues and Approaches to Spatial Epidemiology[J]. Environmental Health Perspectives，2008，116(8)：1105–1110.

[6]魏孔福，张宏，何健，等. 甘肃省 2013—2018 年布鲁氏菌病空间分布特征分析[J]. 中华流行病学杂志，2019，40(9)：1099–1105.

[7]GUESSOUS I，JOOST S，JEANNOT E，et al. A comparison of the spatial dependence of body mass index among adults and children in a Swiss general population[J]. Nutrition & Diabetes，2014(4)：e111.

[8]宁桂军，尹遵栋，吴丹，等. 中国 2013 年流行性乙型脑炎空间聚集性分析[J]. 中国疫苗和免疫，2015，21(4)：365–368.

[9]NETA G，BROWNSON R C，CHAMBERS D A. Opportunities for Epidemiologists in Implementation Science: A Primer[J]. American Journal of Epidemiology，2018，187(5)：899–910.

[10]WANGDI K，CLEMENTS A C A，DU T，et al. Spatial and temporal patterns of dengue

infections in Timor-Leste，2005—2013[J]. Parasites & Vectors，2018，11(1)：9.

[11]韩晓敏，王铜，郭中影，等. 全国慢型克山病空间分布特征分析[J]. 中华地方病学杂志，2018，37 (4)：301-305.

[12]ALENE K A，VINEY K，GRAY D J，et al. Mapping tuberculosis treatment outcomes in Ethiopia [J]. BMC Infectious Diseases，2019，19(1)：474.

第十二章 局部 G 统计量分析

G 统计量是一个空间自相关统计量,用于测量研究区域的聚集度。与 Moran's I 相比,它的优势在于能够探测整个研究区域内是否存在热点和冷点。局部 G 统计量用于探测区域 i 与邻近区域 j 是否存在有统计学意义的高值聚集区或低值聚集区,通过得到的 Z 得分和 P 值,可以知道高值或低值要素在空间上发生聚类的位置。例如在克山病患病率的研究当中,患病率较高的病区往往容易引起注意,但该病区可能不是具有显著统计学意义的患病率热点。要成为具有显著统计学意义的患病率热点,该病区应具有较高的患病率,且被其他同样具有较高患病率的病区所包围。在热点分析中,某个要素及其相邻要素的局部总和将与所有要素的总和进行比较,当局部总和与所预期的局部总和有很大差异,以致无法成为随机产生的结果时,会产生一个具有显著统计学意义的 Z 得分。

利用局部 Getis-Ord Gi*进行慢型克山病患病率、潜在型克山病患病率、病情控制效果、病情消除效果的空间热点分析及检验。Getis-Ord Gi*计算公式如下:

$$G_i(d) = \sum_{i=1}^{n} \sum_{j=1, j \neq i}^{n} \omega_{ij}(d) x_j \Big/ \sum_{i=1}^{n} \sum_{j=1, j \neq i}^{n} x_i$$

G_i 是相对测量,需要通过统计检验 Z 得分或 P 值进行说明。如果单位区域的 $G_i > 0$ 且 $P \leq 0.05$ 或者 $Z \geq 1.98$,则表示有一个高值(热点)的空间聚类;如果 $G_i < 0$ 且 $P \leq 0.05$ 或者 $Z \leq -1.98$,则表示有一个低值(冷点)的空间聚类;如果 G_i 接近于 0,则表示不存在明显的空间聚类。将冷点和热点置信区间检验结果按等级分为 7 组,即冷点的 99%可信区间(Cold Spot-99% Confidence,$Z < -2.58$)、冷点的 95%可信区间(Cold Spot-95% Confidence,$-2.58 \leq Z < -1.96$)、冷点的 90%可信区间(Cold Spot-90% Confidence,$-1.96 \leq Z < -1.65$)、不显著地区(Not Significant,$-1.65 \leq Z < 1.65$)、热点的 90%可信区间(Hot Spot-90% Confidence,$1.65 \leq Z < 1.96$)、热点的 95%可信区间(Hot Spot-95% Confidence,$1.96 \leq Z < 2.58$)、热点的 99%可信区间(Hot Spot-99% Confidence,$Z \geq 2.58$),分别使用不同颜色块表示,冷点的 95%及以上可信区间的地区表示病情呈负相关,即冷点地区,热点的 95%及以上可信区间的地区表示病情呈正相关,即热点地区,检验水平越高表示

相关程度越高。其余部分则为无统计学意义的过渡地区，表现为病情的随机分布。

第一节　慢型克山病患病率

如表 12-1-1 至表 12-1-3 所示，2009—2010 年慢型克山病患病率的热点地区主要位于冀、晋、蒙、鲁、陕等克山病病区省（区、市）中的病区县（市、区、旗），其次是吉、辽、豫等病区省（区、市）中的病区县（市、区、旗）。慢型克山病患病率的冷点地区主要位于川、滇、黔等病区省（区、市）的病区县（市、区、旗）。2011—2012 年慢型克山病患病率的热点地区主要位于冀的病区县（市、区、旗），其次是晋、蒙、鲁等病区省（区、市）中的病区县（市、区、旗），并且各省（区、市）热点病区县（市、区、旗）明显较少。慢型克山病患病率的冷点地区主要位于川、滇、黔等病区省（区、市）的病区县（市、区、旗）。

表 12-1-1　2009—2010 年慢型克山病患病率的热点分析

聚集 类型	病区县（市、区、旗）
热点 地区	张北、康保、尚义、怀来、涿鹿、赤城、崇礼、广灵、沁源、石楼、交口、安泽、永和、滕州、泗水、曲阜、邹城、新泰、山亭、岱岳
冷点 地区	米易、盐边、西昌、德昌、会理、会东、宁南、普格、布拖、威宁、富民、嵩明、禄劝、安宁、红塔、通海、峨山、昭阳、鲁甸、楚雄、双柏、牟定、南华、姚安、大姚、永仁、元谋、武定、禄丰、个旧、大理、漾濞、祥云、宾川、弥渡、巍山、永平、云龙、洱源、剑川、鹤庆、腾冲、梁河、永胜、五华、盘龙、仁和、麒麟、会泽、寻甸、晋宁

表 12-1-2　2011—2012 年慢型克山病患病率的热点分析

聚集 类型	病区县（市、区、旗）
热点 地区	围场、克什克腾、翁牛特、阿荣、莫力达瓦、鄂伦春、多伦、西丰、东丰、东辽、依兰、甘南、克东、嫩江、牟定、姚安、元谋、陇县、千阳、麟游、彬县、长武、张家川、崆峒、泾川、灵台、崇信、华亭、东山、松山、汤原、桦川、伊通
冷点 地区	无

表 12-1-3　2013—2014 年慢型克山病患病率的热点分析

聚集类型	病区县（市、区、旗）
热点地区	围场、克什克腾、翁牛特、阿荣、莫力达瓦、鄂伦春、多伦、西丰、东丰、东辽、依兰、甘南、克东、嫩江、牟定、姚安、元谋、陇县、千阳、麟游、彬县、长武、张家川、崆峒、泾川、灵台、崇信、华亭、东山、松山、汤原、桦川、伊通
冷点地区	无

如图 12-1-1 所示，2013—2014 年慢型克山病患病率的热点病区主要位于甘、蒙、黑 3 个省（区、市）中的病区县（市、区、旗），其次是晋、陕等省（区、市）中的病区县（市、区、旗）。

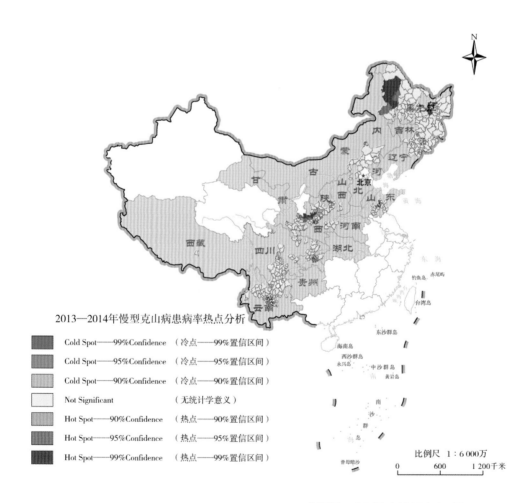

审图号：GS 黑（2022）67 号

图 12-1-1　2013—2014 年慢型克山病患病率热点分析

第二节 潜在型克山病患病率

如表 12-2-1 至表 12-2-3 所示，2009—2010 年潜在型克山病患病率的热点地区主要位于冀、晋、鲁、陕、甘等病区省（区、市）的病区县（市、区、旗），其次是内蒙古的部分病区县（市、区、旗）；潜在型克山病患病率的冷点地区主要位于黑、吉、川、滇、黔等病区省（区、市）的病区县（市、区、旗），其次是位于内蒙古东北部的病区县（市、区、旗）。2011—2012 年潜在型克山病患病率的热点地区主要位于冀、晋、鲁、陕、甘等病区省（区、市）的病区县（市、区、旗）；潜在型克山病患病率的冷点地区主要位于黑、吉、滇等病区省（区、市）的病区县（市、区、旗），其次是川、黔、辽及蒙东北部的病区县（市、区、旗）。2013—2014 年潜在型克山病患病率的热点地区主要位于冀、晋、鲁、陕、甘等病区省（区、市）的病区县（市、区、旗），其次是蒙、渝、鄂等病区省（区、市）的极少数病区县（市、区、旗）；潜在型克山病患病率的冷点地区主要位于黑、吉、滇及蒙东北部的病区县（市、区、旗）。

表 12-2-1 2009—2010 年潜在型克山病患病率的热点分析

聚集类型	病区县（市、区、旗）
热点地区	张北、康保、沽源、尚义、怀来、涿鹿、赤城、崇礼、广灵、沁源、石楼、交口、安泽、浮山、吉县、蒲县、大宁、永和、隰县、克什克腾、太仆寺、滕州、临朐、青州、安丘、泗水、曲阜、邹城、东港、五莲、莒县、沂水、平邑、莒南、蒙阴、洛宁、卢氏、灵宝、宜君、宝塔、安塞、志丹、甘泉、富县、洛川、宜川、黄龙、黄陵、洛南、庆阳、合水、华池、印台、王益、沂源、新泰、山亭、岱岳
冷点地区	阿荣、莫力达瓦、鄂伦春、舒兰、磐石、辉南、抚松、长白、敦化、和龙、安图、依兰、方正、宾县、巴彦、木兰、通河、延寿、阿城、尚志、五常、龙江、依安、甘南、富裕、克山、克东、拜泉、讷河、鸡东、虎林、密山、绥滨、集贤、饶河、林甸、杜尔伯特、嘉荫、铁力、桦南、富锦、勃利、东宁、林口、绥芬河、海林、宁安、爱辉、嫩江、逊克、孙吴、北安、五大连池、安达、肇东、海伦、兰西、青冈、庆安、明水、绥棱、呼玛、塔河、盐边、会理、富民、嵩明、禄劝、安宁、红塔、通海、峨山、楚雄、双柏、牟定、南华、姚安、大姚、永仁、元谋、武定、禄丰、个旧、大理、漾濞、祥云、宾川、弥渡、巍山、永平、云龙、洱源、剑川、鹤庆、腾冲、梁河、永胜、东山、尖山、四方台、岭东、茄子河、桃山、麻山、滴道、萨尔图、梅里斯、丰满、船营、龙潭、五华、盘龙、仁和、麒麟、寻甸、汤原、桦川、郊区、宝清、穆棱、龙井、延吉、珲春、图们、汪清、晋宁、永吉

表 12-2-2　2011—2012 年潜在型克山病患病率的热点分析

聚集 类型	病区县（市、区、旗）
热点 地区	张北、康保、沽源、尚义、怀来、涿鹿、赤城、崇礼、隆化、丰宁、围场、广灵、沁源、石楼、交口、安泽、浮山、吉县、蒲县、大宁、永和、隰县、太仆寺、多伦、滕州、临朐、青州、安丘、泗水、曲阜、邹城、东港、五莲、莒县、沂水、平邑、莒南、蒙阴、洛宁、卢氏、灵宝、耀州、宜君、凤翔、岐山、陇县、千阳、麟游、凤县、乾县、礼泉、彬县、长武、旬邑、淳化、华州、宝塔、安塞、志丹、甘泉、富县、洛川、宜川、黄龙、黄陵、商州、洛南、清水、秦安、甘谷、张家川、岷县、成县、西和、礼县、两当、徽县、崆峒、泾川、灵台、崇信、华亭、庄浪、静宁、西峰、庆阳、合水、正宁、宁县、镇原、永寿、华池、印台、王益、沂源、新泰、山亭、岱岳、北道、秦城
冷点 地区	阿荣、莫力达瓦、鄂伦春、蛟河、桦甸、舒兰、磐石、辉南、抚松、靖宇、长白、敦化、和龙、安图、依兰、方正、宾县、巴彦、木兰、通河、延寿、阿城、尚志、五常、龙江、依安、甘南、富裕、克山、克东、拜泉、讷河、鸡东、虎林、密山、绥滨、集贤、饶河、林甸、杜尔伯特、嘉荫、铁力、桦南、富锦、勃利、东宁、林口、绥芬河、海林、宁安、爱辉、嫩江、逊克、孙吴、北安、五大连池、安达、肇东、海伦、兰西、青冈、庆安、明水、绥棱、呼玛、塔河、盐边、会理、富民、嵩明、禄劝、安宁、红塔、通海、峨山、楚雄、双柏、牟定、南华、姚安、大姚、永仁、元谋、武定、禄丰、个旧、大理、漾濞、祥云、宾川、弥渡、巍山、永平、云龙、洱源、剑川、鹤庆、腾冲、梁河、永胜、临江、东山、尖山、四方台、岭东、茄子河、桃山、麻山、滴道、萨尔图、梅里斯、丰满、船营、龙潭、五华、盘龙、仁和、麒麟、寻甸、江源、八道江、汤原、桦川、郊区、宝清、穆棱、龙井、延吉、珲春、图们、汪清、晋宁、永吉

表 12-2-3　2013—2014 年潜在型克山病患病率的热点分析

聚集 类型	病区县（市、区、旗）
热点 地区	太仆寺、多伦、滕州、临朐、青州、曲阜、邹城、东港、五莲、莒县、沂水、平邑、莒南、蒙阴、洛宁、卢氏、灵宝、利川、梁平、忠县、开州、邻水、宣汉、大竹、渠县、南江、耀州、宜君、凤翔、岐山、陇县、千阳、麟游、凤县、乾县、礼泉、彬县、长武、旬邑、淳化、华州、宝塔、安塞、志丹、甘泉、富县、洛川、宜川、黄龙、黄陵、商州、洛南、清水、秦安、甘谷、张家川、岷县、武都、宕昌、成县、西和、礼县、两当、徽县、崆峒、泾川、灵台、崇信、华亭、庄浪、静宁、西峰、合水、正宁、宁县
冷点 地区	扎兰屯、阿荣、莫力达瓦、鄂伦春、扎赉特、西丰、蛟河、桦甸、舒兰、磐石、东丰、东辽、辉南、梅河口、集安、抚松、靖宇、长白、敦化、和龙、安图、依兰、方正、宾县、巴彦、木兰、通河、延寿、阿城、尚志、五常、龙江、依安、甘南、富裕、克山、克东、拜泉、讷河、鸡东、虎林、密山、绥滨、集贤、饶河、林甸、杜尔伯特、嘉荫、铁力、桦南、富锦、勃利、东宁、林口、绥芬河、海林、宁安、爱辉、嫩江、逊克、孙吴、北安、五大连池、安达、肇东、海伦、兰西、青冈、庆安、明水、绥棱、呼玛、塔河、盐边、会理、宾川、洱源、鹤庆、腾冲、梁河、永胜、临江、东山、四方台、岭东、茄子河、桃山、麻山、滴道、萨尔图、梅里斯、东昌、二道江、龙山、西安、丰满、船营、龙潭、五华、盘龙、仁和、麒麟、寻甸、江源、柳河、通化、八道江、汤原、桦川

第三节 克山病控制效果

如表 12-3-1 至表 12-3-3 所示，冷点的 95% 及以上可信区间的地区表示病情已达到控制水平的病区县（市、区、旗）聚集区，热点的 95% 及以上可信区间的地区表示病情未达到控制水平的病区县（市、区、旗）聚集区，2009—2010 年、2011—2012 年、2013—2014 年病情控制效果热点区域主要位于冀、晋、鲁、豫、甘等病区省（区、市）的病区县（市、区、旗），其次是内蒙古的少数病区县（市、区、旗）。冷点区域主要位于川、黔、滇等省（区、市）的病区县（市、区、旗）。

表 12-3-1　2009—2010 年克山病病情控制效果的热点分析

聚集 类型	病区县（市、区、旗）
热点 地区	张北、康保、沽源、尚义、怀来、涿鹿、赤城、崇礼、广灵、沁源、石楼、交口、安泽、浮山、吉县、蒲县、大宁、永和、隰县、克什克腾、太仆寺、滕州、临朐、青州、安丘、泗水、曲阜、邹城、东港、五莲、莒县、沂水、平邑、莒南、蒙阴、洛宁、卢氏、灵宝、宜君、宝塔、安塞、志丹、甘泉、富县、洛川、宜川、黄龙、黄陵、洛南、庆阳、合水、华池、印台、王益、沂源、新泰、山亭、岱岳
冷点 地区	米易、盐边、九龙、西昌、德昌、会理、会东、宁南、普格、布拖、金阳、昭觉、喜德、冕宁、威宁、富民、嵩明、禄劝、安宁、红塔、通海、峨山、昭阳、鲁甸、楚雄、双柏、牟定、南华、姚安、大姚、永仁、元谋、武定、禄丰、个旧、大理、漾濞、祥云、宾川、弥渡、巍山、永平、云龙、洱源、剑川、鹤庆、腾冲、梁河、永胜、五华、盘龙、仁和、麒麟、会泽、寻甸、晋宁

表 12-3-2　2011—2012 年克山病病情控制效果的热点分析

聚集 类型	病区县（市、区、旗）
热点 地区	张北、康保、沽源、尚义、怀来、涿鹿、赤城、崇礼、隆化、丰宁、广灵、沁源、石楼、交口、安泽、浮山、吉县、蒲县、大宁、永和、隰县、太仆寺、多伦、滕州、临朐、青州、安丘、泗水、曲阜、邹城、东港、五莲、莒县、沂水、平邑、莒南、蒙阴、洛宁、卢氏、灵宝、利川、耀州、宜君、陇县、礼泉、彬县、长武、旬邑、淳化、华州、宝塔、安塞、志丹、甘泉、富县、洛川、宜川、黄龙、黄陵、商州、洛南、张家川、崆峒、泾川、灵台、崇信、华亭、庄浪、静宁、庆阳、合水、正宁、永寿、华池、印台、王益、沂源、新泰、山亭、万州、岱岳
冷点 地区	呼玛、塔河、米易、盐边、西昌、德昌、会理、会东、宁南、普格、威宁、富民、嵩明、禄劝、安宁、红塔、通海、峨山、鲁甸、楚雄、双柏、牟定、南华、姚安、大姚、永仁、元谋、武定、禄丰、个旧、大理、漾濞、祥云、宾川、弥渡、巍山、永平、云龙、洱源、剑川、鹤庆、腾冲、梁河、永胜、五华、盘龙、仁和、麒麟、会泽、寻甸、晋宁

表 12-3-3   2013—2014 年克山病病情控制效果的热点分析

聚集类型	病区县（市、区、旗）
热点地区	康保、沽源、尚义、怀来、涿鹿、赤城、丰宁、广灵、沁源、石楼、交口、安泽、浮山、吉县、蒲县、大宁、永和、隰县、太仆寺、多伦、滕州、临朐、青州、安丘、泗水、曲阜、邹城、东港、五莲、莒县、沂水、平邑、莒南、蒙阴、洛宁、宝塔、安塞、志丹、甘泉、富县、宜川、黄龙、沂源、新泰、山亭、岱岳
冷点地区	米易、盐边、九龙、西昌、德昌、会理、宁南、普格、布拖、金阳、昭觉、喜德、冕宁、威宁、富民、嵩明、禄劝、安宁、红塔、通海、峨山、昭阳、鲁甸、楚雄、双柏、牟定、南华、姚安、大姚、永仁、元谋、武定、禄丰、个旧、大理、漾濞、祥云、宾川、弥渡、巍山、永平、云龙、洱源、剑川、鹤庆、腾冲、梁河、永胜、五华、盘龙、仁和、麒麟、会泽、寻甸、晋宁

第四节 克山病消除效果

如表 12-4-1 所示，冷点的 95% 及以上可信区间的地区表示病情消除的病区县（市、区、旗）聚集区，热点的 95% 及以上可信区间的地区表示病情未消除的病区县（市、区、旗）聚集区，2013—2014 年克山病病情未消除热点区域主要位于冀、晋、陕、鲁、豫、甘等病区省（区、市）的病区县（市、区、旗），其次是位于川、蒙等病区省（区、市）的部分病区县（市、区、旗）；冷点区域主要位于黑、吉、辽、川、滇等病区省（区、市）的病区县（市、区、旗），其次是渝、鄂、黔、蒙等病区省（区、市）的病区县（市、区、旗）。

表 12-4-1   2013—2014 年克山病病情消除效果的热点分析

聚集类型	病区县（市、区、旗）
热点地区	康保、沽源、尚义、怀来、涿鹿、赤城、隆化、丰宁、广灵、沁源、石楼、交口、安泽、浮山、吉县、蒲县、大宁、永和、隰县、安丘、泗水、华池、印台、王益、元坝、通川、沂源、新泰、山亭、岱岳、北道、秦城
冷点地区	扎兰屯、阿荣、莫力达瓦、鄂伦春、扎赉特、新宾、清原、西丰、蛟河、桦甸、舒兰、磐石、东丰、东辽、辉南、梅河口、集安、抚松、靖宇、方正、宾县、大姚、永仁、元谋、武定、禄丰、个旧、大理、漾濞、祥云、宾川、弥渡、巍山、永平、云龙、洱源、剑川、鹤庆、梁河、永胜、临江、东山、茄子河、东昌

参考文献

[1]GETIS A，ORD J K. The Analysis of Spatial Association by Use of Distance Statistics[J]. Geographical Analysis，1992，24(3)：189–206.

[2]ORD J K，GETIS A. Local spatial autocorrelation statistics: Distributional issues and an application[J]. Geographical Analysis，1995，27(4)：286–306.

[3]ORD J K，GETIS A. Testing for local spatial autocorrelation in the presence of global autocorrelation.[J]. Journal of Regional Science，2001，41(3)：411–432.

[4]XU X，ZHOU G F，WANG Y，et al. Microgeographic Heterogeneity of Border Malaria During Elimination Phase，Yunnan Province，China，2011—2013[J]. Emerging Infectious Diseases，2016，22(8)：1363–1370.

[5]BARBOSA C C，DO BONFIM C V，BRITO C M，et al. Spatial analysis of reported new cases and local risk of leprosy in hyper–endemic situation in Northeastern Brazil[J]. Tropical Medicine and International Health，2018，23(7)：748–757.

[6]韩晓敏，王铜，郭中影，等. 全国慢型克山病空间分布特征分析[J]. 中华地方病学杂志，2018，37 (4)：301–305.

[7]WANGDI K，CLEMENTS A C A，DU T，et al. Spatial and temporal patterns of dengue infections in Timor–Leste，2005—2013[J]. Parasites & Vectors，2018，11(1)：9.

[8]LEE D C，JIANG Q，TABAEI B P，et al. Using indirect measures to identify geographic hot spots of poor glycemic control: Cross–sectional comparisons with an A1C registry[J]. Diabetes Care，2018：dc180181.

[9]ZHANG X，WANG T，LI S E，et al. A spatial ecological study of selenoprotein P and Keshan disease[J]. Journal of Trace Element Medicine Biology，2019，51：150–158.

[10]DOMINGUEZ R L，CHERRY C B，ESTEVEZ–ORDONEZ D，et al. Geospatial analyses identify regional hot spots of diffuse gastric cancer in rural Central America[J]. BMC Cancer，2019，19(1)：545.

[11]VARGA C, PEARL D L, MCEWEN S A, et al. Area-level global and local clustering of human Salmonella Enteritidis infection rates in the city of Toronto, Canada, 2007 - 2009[J]. BMC Infectious Diseases, 2015, 15(1): 359.

[12]JOOST S, HABA-RUBIO J, HIMSL R, et al. Spatial clusters of daytime sleepiness and association with nighttime noise levels in a Swiss general population (GeoHypnoLaus)[J]. International Journal of Hygiene and Environmental Health, 2018, 221(6): 951-957.

[13]ALENE K A, VINEY K, GRAY D J, et al. Mapping tuberculosis treatment outcomes in Ethiopia [J]. BMC Infectious Diseases, 2019, 19(1): 474.

第十三章　空间 OLS 回归分析

回归分析用于评估两个或更多要素属性之间的关系，识别和衡量关系可以更好地了解某地正在发生的事情、预测某地可能发生某事或者着手调查事情发生在事发地的原因。最小二乘法（ordinary least squares，OLS）是所有回归方法中最常用的方法。而且，它也是所有空间回归分析方法正确使用的起点。它可以为了解或预测的变量或过程提供全局模型，还可以创建表示该过程的单回归方程。在传统回归方法中，空间 OLS 回归分析加入了随机效应项，来解释可能存在的空间相关性的影响，并进一步明确其相关的保护效应或危险效应。模型的建立必须满足两个条件，一个是参与回归的变量残差没有空间自相关性；另一个是因变量之间不存在多重共线性，即方差膨胀因子（variance inflation factor，VIF）小于 7.5，VIF 越大，显示共线性越严重。

本章用普通最小二乘法来进行空间回归分析，研究克山病病情空间分布与年平均气温、年平均日气温差、年平均湿度、年平均降水量、农村人均纯收入和人均 GDP 之间的关系，探索可能与克山病发生相关的保护因素或危险因素，为克山病病因和防控措施研究提供线索。

第一节　慢型克山病患病率

慢型克山病空间分析结果为农村人均纯收入（$\beta=-0.037$，$Z=-2.808$，$P=0.006$）和年平均气温（$\beta=-0.191$，$Z=-2.747$，$P=0.007$）进入了空间回归模型。从表 13-1-1 可知，此次模型 VIF 值均小于 7.5，说明不存在冗余变量。将模型残差进行空间自相关分析检验，结果显示 Moran's I=0.07，$P=0.222$，说明模型残差独立，不存在空间自相关。通过 $R^2=0.225$，$F=4.316$，$P<0.01$，说明此次建立的最小二乘法模型具有显著性。空间 OLS 回归分析结果表明，慢型克山病检出率与农村人均收入和年平均气温呈负相关关系。

145

表 13-1-1　慢型克山病患病率空间 OLS 回归分析

变量	回归系数	标准误	Z值	P值	VIF
农村人均纯收入	−0.037	0.013	−2.808	0.006	1.183
人均 GDP	−0.001	0.006	−0.302	0.763	1.126
年平均气温	−0.191	0.069	−2.747	0.007	1.433
年平均日气温差	−0.337	0.209	−1.609	0.111	1.504
年平均湿度	−0.049	0.059	−0.836	0.405	1.904
年平均降水量	−0.001	0.002	−0.446	0.657	2.446

注：R^2=0.225，F=4.316，P<0.01。

第二节　潜在型克山病患病率

潜在型克山病患病率空间分析结果为农村人均纯收入（β=−0.259，Z=−4.386，P=0.001）和年平均降水量（β=−0.225，Z=−2.361，P=0.019）进入了空间回归模型。从表 13-2-1 可知此次模型 VIF 值均小于 7.5，说明不存在冗余变量。将模型残差进行空间自相关分析检验，结果显示 Moran's I=0.08，P=0.202，说明模型残差独立，不存在空间自相关。通过 R^2=0.117，F=6.726，P<0.01，说明此次建立的最小二乘法模型具有显著性。空间 OLS 回归分析结果表明，潜在型克山病患病率与农村人均纯收入和年平均降水量呈负相关关系。

表 13-2-1　潜在型克山病患病率的空间 OLS 回归分析

变量	回归系数	标准误	Z值	P值	VIF
农村人均纯收入	−0.259	0.001	−4.386	0.001	1.206
人均 GDP	0.088	0.001	1.572	0.117	1.088

变量	回归系数	标准误	Z 值	P 值	VIF
年平均气温	0.101	0.162	1.320	0.118	2.012
年平均日气温差	−0.035	0.422	−0.422	0.611	1.641
年平均湿度	−0.037	0.139	−0.449	0.653	3.389
年平均降水量	−0.225	0.004	−2.361	0.019	3.142

注：R^2=0.117，F=6.726，P<0.01。

参考文献

[1]KIRBY R S，DELMELLE E，EBERTH J M. Advances in spatial epidemiology and geographic information systems[J]. Annals of Epidemiology，2017，27 (1): 1–9.

[2]WAKEFIELD J. Disease mapping and spatial regression with count data[J]. Biostatistics，2007，8(2): 158–183.

[3]刘明，黄恒君. 空间回归模型估计中的最小二乘法[J]. 统计与信息论坛，2014，29(10): 9–13.

[4]BEALE C M，LENNON J J，YEARSLEY J M，et al. Regression Analysis of Spatial Data[J]. Ecology Letters，2010，13(2): 246–264.

[5]韩晓敏. 全国克山病流行现状的空间流行病学分析性研究[D]. 哈尔滨：哈尔滨医科大学，2018.

[6]ZHANG X，WANG T，LI S E, et al. A spatial ecological study of selenoprotein P and Keshan disease[J]. Journal of Trace Elements Medicine and Biology，2019，51：150–158.

[7]YUE Y，SUN J，LIU X，et al. Spatial analysis of dengue fever and exploration its environmental and socio–economic risk factors using ordinary least squares: A case study in five districts of Guangzhou City，China，2014[J]. International Journal of Infectious Diseases，2018，75：39–48.

第十四章　二元 Logistic 回归分析

Logistic 回归（logistic regression）属于概率型非线性回归，它是根据单个或多个连续型或离散型自变量来分析、预测因变量的多元分析方法。通过 Logistic 回归分析，我们可以得到自变量的权重，从而可以大致了解到底哪些因素是危险因素，同时可以预测发生某病或某种情况的概率有多大。

由于 ArcGIS 软件进行多因素分析时不能对变量进行赋值，所以接下来进行克山病防控效果的影响因素分析时，运用 SPSS 17.0 分析模块进行二元 Logistic 回归分析，分析的经济因素有农村人均纯收入、人均 GDP，气象因素有年平均气温、年平均日气温差、年平均湿度和年平均降水量。最终纳入模型的变量为"农村人均纯收入"，详见表 14-1-1 和 14-1-2。

表 14-1-1　克山病控制效果的二元 Logistic 回归分析

变量	β	S_x	Wald χ^2	df	P	OR	OR 的（95% CI）下限	上限
常量	3.515	2.999	1.374	1	0.241	33.630		
农村人均纯收入	−0.011	0.001	32.097	1	0.001	0.999	0.999	1.000

表 14-1-2　克山病消除效果的二元 Logistic 回归分析

变量	β	S_x	Wald χ^2	df	P	OR	OR 的（95% CI）下限	上限
常量	2.972	0.472	39.717	1	0.000	19.533		
农村人均纯收入	−0.021	0.001	54.564	1	0.000	1.000	0.999	1.000

参考文献

[1]PREISSER J S ， DAS K ， BENECHA H K，et al. Logistic regression for dichotomized counts[J]. Statal Methods in Medical Research，2014，25(6)：3038–3056.

[2]SEBASTIAN T，JEYASEELAN V，JEYASEELAN L，et al. Decoding and modelling of time series count data using Poisson hidden Markov model and Markov ordinal logistic regression models[J]. Statistical Methods in Medical Research，2019，28(5)：1552–1563.

[3]王济川,郭志刚. Logistic 回归模型——方法与应用[M]. 北京:高等教育出版社，2001.

[4]李卫东. 应用多元统计分析[M]. 北京：北京大学出版社，2015.

[5]王全众. 两类分析相关数据的 logistic 回归模型[J]. 统计研究， 2007，24(2)：81–83.

[6]XU W B，ZHAO Y，NIAN S Y，et al. Differential analysis of disease risk assessment using binary logistic regression with different analysis strategies[J]. The Journal of International Medical Research，2018，46(9)：3656–3664.

[7]韩晓敏. 全国克山病流行现状的空间流行病学分析性研究[D]. 哈尔滨：哈尔滨医科大学，2018.

[8]COULL B A, AGRESTI A. Random effects modeling of multiple binomial responses using the multivariate binomial logit-normal distribution [J]. Biometrics，2000，56(1)：73-80.

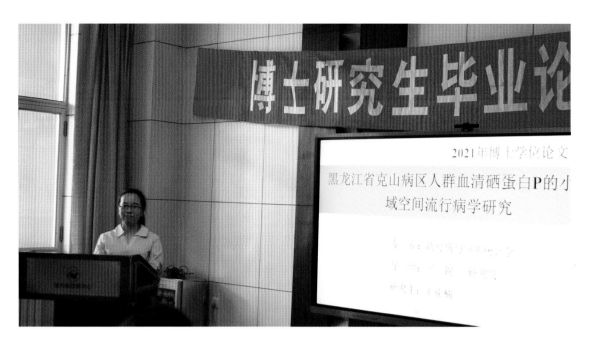

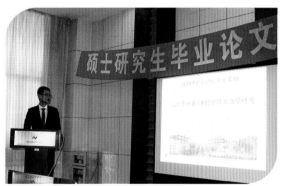

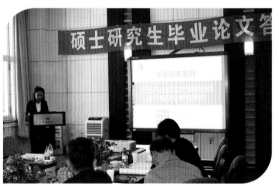

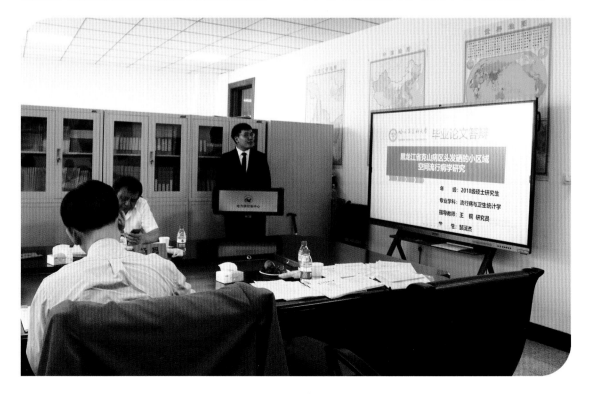

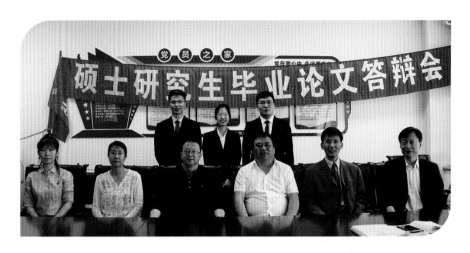

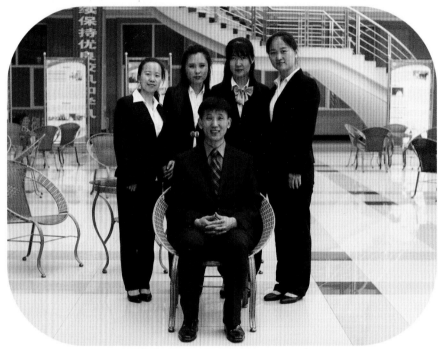

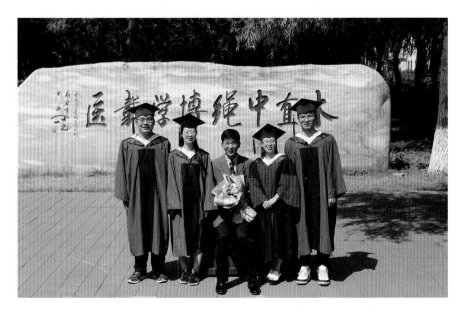